노화,
두 려 워 할
필요는 없다

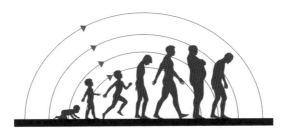

시디 김 지음

노화,
두려워할
필요는 없다

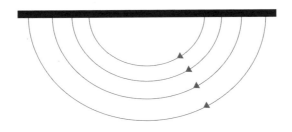

책세상

머리말

장수 시대에 들어선 21세기 인류 최대의 화두는 '어떻게 늙어갈 것인가'일 것이다. 이제는 청춘의 시간보다 노년의 시간이 더 길어졌기 때문이다. 인류가 그토록 꿈꾸어왔던 100세 시대가 왔는데 사람들은 정말 행복할까?

연일 터져 나오는 보도들을 접하노라면 반드시 그렇지만은 않은 것 같다. '장수의 악몽'이라거나 '100세 시대의 그림자' 혹은 '벼랑 끝 내몰린 한국 노년층'이라는 제목으로 각종 매체들이 경쟁하듯이 내놓는 소식들은 참으로 우리를 서글프게 한다. 한국의 노인 빈곤률은 49.6퍼센트이고, 자살률은 세계 1위로서 한 해 3,500명의 노인이 목숨을 끊는다는 소식에 심장이 쿵하고 내려앉는 느낌이다. 더욱이 이 수치는 경제협력개발기구OECD 가입국 중에서 1위에 해당한다는 부연설명까지 듣고 나면 몹시 우울해진다. 또 요즘은 노후 파산자

네 명 중 한 명이 60대라고 하니 그야말로 장수와 관련한 문제의 심각성을 절감하지 않을 수 없다.

미처 예상치 못한 장수 시대의 비극을 거의 매일 접하는 것 같다. 100세 시대가 이렇게 빨리 오리라고는 누구도 예상치 못한 가운데 맞이한 우리 현실은 암울하기만 하다. 여기저기서 신음소리가 들려오는 듯하다. 더욱이 고령화 속도도 한국은 다른 나라보다 몇 배 더 빠르다고 하니 이제는 오히려 장수가 행복은커녕 무거운 부담이 아닌지 모르겠다.

그런데 문제의 본질을 들여다보면 이런 비극적인 노인 문제의 원인들 대부분이 건강과 경제와 관련이 있음을 알 수 있으며, 이를 어떻게 극복해나갈 것인가가 중요한 열쇠가 아닐 수 없다. 이 책은 이런 점에서 하나의 전환점을 시사하고 있다고 본다. 건강도 자살도, 그리고 검은손의 유혹이나 잘못된 투자로 파산하는 비극도 어느 정도는 사회 시스템에 책임을 물어야 하지만 중요한 것은 무엇보다 자신의 심신 건강에 달려 있기 때문이다.

이런 모든 비극들로부터 우리 자신을 어떻게 보호하고 재앙을 예방할 것인가. 어떻게 하면 우리의 육신만이 아니라 정신의 면역력을 키워서 긴 삶의 여정에서 마주칠지도 모를 비극에 대처해나갈 것인가. 어떻게 해야 늙어가는 것이 결코 두렵거나 외롭지 않고 가장 보람찬 일이 될 수 있을까. 이런 물음들이 줄줄이 고개를 내밀며 누군가 명확한 해답을 주었으면 좋겠다는 생각이 든다. 이는 어쩌면 오늘을 사는 모든 이들이 절감하는 바일지 모른다.

이 책은 그런 점에서 독자 여러분들에게 방안을 제시하며 성찰을 끌어내는지 모르겠다. 그런 답은 한 개인의 직접 체험을 통해서 해답을 모색해야만 세상에 내놓을 수 있기 때문이다. 말하자면 학술적인 연구 논문으로는 해결할 수 없는 문제이기 때문이다. 부디 이 책을 통해서 독자들도 각자의 답을 찾기를 간절히 기원하며 각 부의 요지를 간략히 소개한다.

1부 '우리는 왜 노화를 두려워하나'에서는 나이듦이란 어떤 의미인가, 노화 과정에서는 어떤 문제들이 일어나는가를 재미있는 실례들을 중심으로 설명하고 있다. 몸과 마음 그리고 사회문제까지 일상에서 적나라하게 마주치는 일들을 하나하나 설명해나가고 있다. 이 과정에서 노화의 원인과 지연 방안 등 학계의 최신 연구 성과들도 소개하면서 어떻게 하면 노후를 건강하고 의미 있게 보낼 수 있는가를 살펴본다. 팔팔(88)하게 99세까지 성공적인 삶을 살아간다는 것이 어떤 의미인지를 짚어보는 것이다.

2부 '어떻게 노화 속도를 늦출 수 있는가'에서는 몸에 대한 동서양의 시각이 어떻게 다른지를 보고 필자만의 새로운 시각을 제시한다. 그리고 새로운 체계에 입각해서 우주의 자기력이 인체에 얼마나 큰 이익을 주는가를 설명해간다. 이 과정에서 자연스레 인체에 해악을 끼치는 수맥 현상, 질병, 섭식도 논의한다. 그러면서 어떻게 우주의 자기력을 우리 몸에 충전받게 되는가를 설명한다.

3부 '어떻게 노화에 대처할 것인가'에서는 필자가 바라보는 몸의 새로운 체계인 '자기력의 세 중심축'을 구체적으로 설명하며 우주 자기력을 충전받는 방법을 제시한다. 특히 이 장에서는 전국 각 도별로 몸의 세 중심축에 좋은 자기력이 있는 곳을 소개하고 있다. 독자 여러분의 집 주위에 있는 자기력을 찾아서 스스로 지침을 실행할 수 있도록 산이나 사찰 그리고 관광명소별로 소개하는데, 몸의 세 중심축을 중심으로 각 장소가 인체 어디에 좋은지를 안내한다. 더욱이 각 장소의 어느 곳에 면역력과 명문에 좋은 자기력이 있는가 또는 강한 성 에너지가 있는가를 하나하나 소개하고 있다. 더 나아가 그런 장소에 가기 전에 어떤 음식을 먹고 가야 하는가까지 소개하고 있어서 독자들이 얼마든지 독립적으로 건강관리를 할 수 있도록 안내하고 있다.

4부 '어떻게 응용할 것인가'에서는 실전에 들어가기 위해 평소에 어떤 자세를 유지해야 하는지를 하나하나 설명하고 있다. 이 과정에서 '자신의 몸 들여다보기' 같은 구체적인 방법을 통해 스스로 몸을 진단하고 상황에 대처할 수 있도록 안내한다. 더불어 일상생활에서 받는 스트레스 등 마음의 문제에 대처하고 생체 리듬을 만드는 방법을 설명한다. 그리고 스트레스 등 몸에 이상을 느낄 때 섭취해야 할 음식 등을 안내하며 건강한 노년을 보내는 길을 상세히 설명한다. 이 과정에서 독자들은 인체의 신비와 위대함을 실감하게 되며 자기 자신에 대한 무한한 애정과 사랑을 저절로 느끼게 될 것이다.

이 책을 한마디로 소개하라면 '전무후무한 책'으로 지금까지 누구도 시도하지 않았던 노화에 대한 모든 것을 안내하고 있다고 감히 말하고 싶다. 이 책은 건강을 스스로 챙길 수 있는 방법을 통해 늙어감 자체가 일종의 자긍심으로 승화되는 길을 제시하고 있다. 따라서 우리가 아무런 두려움이나 고통 없이 노화를 맞이할 수 있는 길을 안내하고 있다. 또한 이 방법은 인간의 숨은 능력을 계발하는 데도 기여하고 있음을 이해하게 될 것이다.

이 책을 쓰는 동안에 가장 힘들었던 점은 지도나 인터넷 사이트를 보면서 전국 각 도별로 몸의 세 중심축에 좋은 강한 자기력이 있는 장소를 찾아내는 일이었다. 여기에 엄청난 공을 들였음을 특기해 두고자 한다. 이런 작업과 더불어 꼭 언급하고 싶은 분은 동아일보사 출판국 출판팀 송기자 선생님이다. 원고를 읽고 혼자서는 실행할 수 없다는 의견을 보내주어 그때부터 자기력이 강한 장소를 찾아 지면에 싣는 작업에 들어갔던 것이다. 덕분에 이 책만 있으면 누구라도 어디서든 자신의 건강관리를 할 수 있게 되었다. 이 자리를 빌려 감사의 인사를 전하고 싶다.

또한 다음 판에서는 각 자기력을 소개하면서 사진까지 실어서 누구나 차질 없이 정확한 지점을 찾아서 건강관리를 할 수 있도록 할 예정이다.

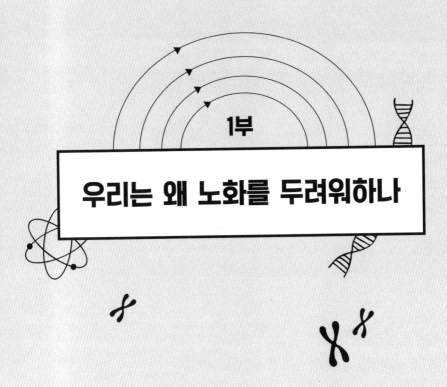

1부

우리는 왜 노화를 두려워하나

1장

늙어간다는 것은

인간은 태어나서 살다가 노쇠해지면서 마침내 이 세상을 하직하게 된다. 이 모든 과정들을 우리는 인간사라고 부른다. 이 당연하고 엄연한 규칙을 따르며 사는 사람들의 삶은 아주 다양한 모습으로 나타난다. 마치 영화나 드라마에 나오는 인물들처럼 각자의 삶은 나름의 보람과 가치를 지니고 있다. 그 보람과 가치의 기준은 서로 다를 수밖에 없어 타인이 평가하기 어려운 일이다.

"삶이란 참으로 즐거운 일이다", "인생은 정말 고귀하고 살 만한 가치가 있다"라고 낙관적으로 느끼는 사람들이 있는가 하면, "삶이란 고통의 연속이다", "태어난 것 자체가 죄악이다"라고 한탄하며 비관하는 사람들도 있다. 그러나 어쩌랴. 누군가는 인생 자체가 즐거울 수도 혹은 고통스러울 수도 있으나 인간이 느끼는 이런 감정들과는 상관없이 우리네 삶의 시간들은 일직선상의 한 방향으로 흘러갈

뿐인 것을. 흐르는 시간들에 어떤 가치 기준을 적용하는 것은 별 의미가 없을지도 모른다. 시간은 그저 무정하게 흘러만 갈 뿐인데 거기에 애써 의미를 부여하고 싶은 것은 인간의 나약함 탓인지도 모른다. 하지만 흐르는 삶의 시간들은 야속하게도 절대로 되돌릴 수가 없다. 마치 2016년을 2000년으로 되돌릴 수 없듯이 한번 지나가 버리면 끝이기 때문에 연습이란 것이 허용되지 않는다. 그래서 종교가 필요한지도 모르겠다. 한번 지나가면 절대로 되돌릴 수 없는 수많은 시간들 속에서 다들 한두 번쯤은 씻을 수 없는 죄를 저지를 수도 있기 때문이다. 그리하여 속앓이를 하고 죄책감에서 헤어나올 수 없을 때 종교는 커다란 위안을 주곤 한다. 모든 것은 인연 탓이다, 하나님의 시험이 특별히 당신에게 임했다는 식의 설명은 괴로워하는 이들에게 구명줄이 될 수도 있기 때문이다.

그러나 문제는 여기서 간단히 끝나지 않으며 이로써 인생의 고뇌가 시작되는 것이다. 마냥 행복을 누리면서 살거나 하루하루를 지옥 같은 고통 속에 지내거나 아니면 종교에서 위안을 받아 마음의 평안을 향유하거나 간에 어느 경우라도 우리가 도저히 건너뛸 수 없는 한계는 여전히 존재하기 때문이다. 그것은 바로 늙음과 죽음이다. 우리 모두는 어쩔 수 없이 늙어가야 하고 마침내 죽음을 맞이해야만 한다는 불변의 진리는 되돌릴 수 없는 삶의 과정에서 절대로 피할 수 없기 때문이다. 우리네 삶이 어떤 형식으로 펼쳐지든지 간에 누구나 늙어야 하고 마침내는 죽어야 한다는 공평한 원리는 역설적이게도 우리의 삶을 돌아보고 성찰하게 만든다. 그래서 인도의 석가모

니는 태어나고 늙고 병들고 죽는 생로병사야말로 인생의 제일 큰 고통이며 이 고통에서 벗어나 완전한 자유를 얻으라고 하지 않았던가. 누구 하나 예외 없이 늙고 죽는다는 엄연한 사실은 적잖이 위안이 되기도 한다. 사실, 너 나 할 것 없이 누구나 이 세상을 떠날 것이라는 명백한 진리는 뭔가 일이 안 풀리는 사람들에게는 마치 해결책처럼 느껴지기도 하겠지만 또 다른 사람들에게는 무시 못할 공포로 다가올 터다. 요즘 유행하는 '금수저'를 물고 태어나 평생 부귀영화를 누리고 살았거나 혹은 '흙수저'로 태어나 힘든 나날을 보냈거나 아니면 거리의 노숙자이거나 간에 시간의 차이는 있을지언정 언젠가는 모두 다 죽는다는 명명백백한 불변의 진리는 인간이 얼마나 평등한가를 잘 보여주는 증거라 할 수 있다.

필자는 북한의 김일성이 사망했다는 뉴스를 듣고 정말 놀란 적이 있다. 그때가 1994년이었는데 갑작스러운 사망 소식 때문이 아니라 평생 구경조차 하기 힘든 불로장생의 산삼을 수시로 복용한다는 그가 얼마나 오래 살까를 생각하며 김일성의 장수를 전혀 의심하지 않았기 때문이다. 몸에 좋다면 세상의 모든 영약을 다 가질 정도의 능력 있는 사람도 예외 없이 죽는구나, 생각하니 충격이 컸던 것이다. 이렇게 죽음이란 어느 누구도 피해 갈 수 없다는 사실은 우리 인간에게 무한한 용기와 인내와 관용 그리고 사랑을 가르쳐주는 나침반 같은 역할을 하고 있는 듯하다. 흔히 듣는 '죽기 아니면 살기'라는 말은 우리가 끝까지 싸워서 이겨보겠다는 결의를 다질 때 쓰는 말이 아닌가. '어차피 죽을 인생'이란 말은 누군가에게 인내와 관용이 필요할 때 스스로를 위로하면서 쓰는 말이 아닌가. 또한 '이 짧은 인생, 사랑만 해도 모자라다'는 말에는 미움을 사랑으로 돌려놓고픈 애달픈 심정이 서려 있지 않은가.

그럼에도 불구하고 대다수의 사람들은 죽음이라는 단어조차 떠올리기 싫어한다. 혹자는 죽음이라는 단어를 떠올리기만 해도 소름이 돋는다고 한다. 삶의 종착점을 애써 외면하고 싶기 때문이리라. 그러면서도 주위의 가까운 사람이나 좋아하던 인기인의 갑작스러운 죽음 소식을 접할 때 사람들은 죽음이라는 엄연한 사실을 생각하지 않을 수 없게 된다. 죽음은 태어난 순서대로 다가오는 게 아니어서 더 무섭고 예측할 수 없기에 더 끔찍한 공포로 다가오는지도 모른다. 하지만 이 두려움과 공포가 누군가에게는 확실한 인생의 교훈이 되어 이기적인 '나'가 아닌 남을 위한 봉사와 헌신의 삶을 살도록 이끌기도 한다. 그러나 대다수의 사람들은 '적어도 아직 내 순서는 멀었지' 하는 생각으로 죽음이 본인에게도 다가올 거라는 당연한 사실을 마음속에서 멀리 밀어내버린다. 그러고는 일상의 삶에서 중심을 잡아줄 수도 있는 핵심 축을 잃어버린 채 온갖 탐욕에 젖어 좌충우돌 살아가는지도 모른다.

그렇지만 죽음이란 주제는 여전히 우리를 매료시킨다. 예일대 철학과 교수인 셸리 케이건의 죽음에 관한 오픈 강의와 저서가 세계적인 열풍을 일으킨 것만 봐도 죽음이란 주제는 인간의 관심 영역에서 떼어놓을 수 없는 듯하다. 필자는 80년대 덕성여대 평생교육원에서 몇 년 동안 '죽음의 철학'을 강의한 적이 있다. 학기마다 불교를 비롯한 인도철학, 혹은 유교를 비롯한 중국철학, 그리고 실존철학을 비롯한 서양철학 등 죽음의 철학을 강의했더랬다. 그때 수강자가 너무 몰려서 학교 측에서 등록증 검사까지 할 정도였으니 그때나 지금이나 죽음이란 주제를 어떻게 이해할 것인가 하는 문제는 영원한 과제일지도 모른다. 왜냐하면 결국 죽음의 문제는 삶의 문제로 귀결되기 때문이다. 죽음에 어떤 의미를 부여하든 이는 결국 어떻게 사느냐의 문제로 돌아가기 마련이라서 죽음의 철학은 곧 삶의 철학이 되는 것이다. 케이건은 "죽음의 본질을 이해하면 가치 있는 삶을 살 수 있으며 또한 삶은 죽음이 있기 때문에 비로소 완성되는 가장 위대한 목적"이라고 한다. 참으로 일리 있는 말이 아닐 수 없다. 그렇다면 죽음의 본질은 어떻게 설명할까? 케이건은 죽음은 그 자체로 끝을 의미한다고 말한다. 사후 세계가 존재하지 않기 때문에 지금 현재 살고 있는 이 삶을 열심히 사는 것이 중요하다고 한다. 케이건 역시 결국 죽음의 문제를 삶의 문제로 귀결시키고 있는 것이다.

필자는 한때 죽음을 정말 진지하게 생각하고 실행하려 한 적이 있었다. 당시 20대로 한창 키르케고르의 실존철학에 빠져 있었던 때였다. 지금 생각하면 객기에 불과한 내 마음을 돌려놓은 것은 우습게도 공포심이었다. 그날, 마지막으로 시골 역 근처에서 짜장면을 배불리 먹고 한번도 가보지 않은 어둑어둑한 시골길을 다량의 수면제를 지참하고 걸어가는데 갑자기 어디선가 동네 개들이 짖기 시작했다. 서서히 어두워지는 광활한 비포장도로에는 지나가는 사람 하나 없고 인가도 보이지 않았다. 목적한 장소를 향해 걷고 또 걷는데 어두운 길목 어디선가 들려오는 거세고 우렁찬 개 짖는 소리가 엄청난 공포를 안겨주어 그만 오던 길을 되돌아서 나 살려라 줄행랑을 놓고 말았다. 생각해보면 그때의 공포는 아무도 없는 길을 혈혈단신 홀로 가야 한다는 데 기인한 것이었다. 허허벌판에 혼자라는 사실은 적잖이 공포심을 불러일으키기 충분하였기에 죽고자 하는 의지마저 꺾을 수 있었던 듯하다. 이렇게 혼자 떠나야 한다는 사실이 두렵기 때문에 죽음이 싫은지도 모른다. 아무리 사랑하는 가족이라 할지라도 함께할 수 없기 때문에 철저하게 외로울 수밖에 없다. 똑같은 이유로 남아 있는 가족들도 고통에 몸부림칠 것이다. 그러나 어쩌랴, 살아 있는 존재는 모두가 죽음이라는 관문을 통과해야 하는 것을. 이 엄연한 사실이야말로 우리 모두가 받아들여야 하는 진리가 아닌가. 두려움과 공포심이 몰려온다 해도 언젠가는 닥칠 죽음의 관문을 피할 수가 없다면 냉정하게 그에 대비해야 하지 않겠는가.

직선으로 쭉 뻗어나가기만 하는 시간의 영속성 속에서 결국 죽음에 이르는 필연을 인간의 의지로는 어찌할 수 없다면 우리는 다음 단계를 생각해보지 않을 수 없을 것이다. 그렇다면 남은 것은 공간의 문제다. 인간을 포함한 모든 존재는 시공간의 제약을 받을 수밖에 없기 때문이다. 공간 속에서 우리가 뜻하는 대로, 아니 적어도 우리의 의지대로 뭔가 할 수 있는 것을 생각해보아야 하지 않을까. 우리들 각자의 탄생이 스스로 결정한 바 없이 진행되었듯이 다가올 늙음과 죽음도 우리의 소망과는 다르게 맞이하게 될 것이기 때문이다.

시공간 속에서 존재하는 모든 생명체들이 겪어야 할 이 시간의 거역할 수 없는 흐름 속에서 우리는 공간의 활용에 희망을 걸어야 할 것 같다. 필자가 말하는 공간이란 시간의 흐름 속에서 일어나는 모든 사건들의 바탕이 되는 근거를 말한다. 공간이란 온갖 선악의 사건들이 일어나고 만물이 변화하며 생겨났다 사라지는 현상들의 총체를 의미한다. 물론 형체가 없는 우리 마음의 작용도 포함된다. 마음이 해당되니 정신이나 의지도 모두 이 영역에 속하게 된다. 늙고 병들고 죽는 일련의 일들에 그저 무기력할 수밖에 없다면 이제 이 공간 속에서 우리의 의지를 마음껏 발휘해야 하는 것이다. 말하자면 각자 인생의 의미와 가치 그리고 목표를 설정해야 하는 것이다. 내용이 무엇이든 삶의 가치와 의미가 우리 각자에게 커다란 버팀목이 되어줄 것이기 때문이다. 그래야만 기약 없이 언제 닥칠지 모를 죽음을 좀 더 당당하게 맞이할 수 있을 터다.

얼마 전 〈백세인생〉이라는 노래가 유행했다. 노래 가사를 보면 죽음에 대한 당당한 태도가 깃들어 있어 통쾌하기 그지없다는 생각조차 든다.

> 육십 세에 저세상에서 날 데리러 오거든
> 아직은 젊어서 못 간다고 전해라
> 칠십 세에 저세상에서 날 데리러 오거든
> 할 일이 아직 남아 못 간다고 전해라
> 팔십 세에 저세상에서 날 데리러 오거든
> 아직은 쓸 만해서 못 간다고 전해라

구십 세에 저세상에서 날 데리러 오거든
알아서 갈 테니 재촉 말라 전해라
백 세에 저세상에서 날 데리러 오거든
좋은 날 좋은 시에 간다고 전해라
아리랑 아리랑 아라리요
아리랑 고개를 또 넘어간다
팔십 세에 저세상에서 또 데리러 오거든
자존심 상해서 못 간다고 전해라
구십 세에 저세상에서 또 데리러 오거든
알아서 갈 텐데 또 왔냐고 전해라
백 세에 저세상에서 또 데리러 오거든
극락왕생 할 날을 찾고 있다 전해라
백오십에 저세상에서 또 데리러 오거든
나는 이미 극락세계 와 있다고 전해라
아리랑 아리랑 아라리요
우리 모두 건강하게 살아가요

원래 제목은 '저세상이 부르면 이렇게 말하리'였다고 한다. 작곡
자인 김종완은 친구의 아버지가 50대에 돌아가시자 자식들이 애타
게 울부짖는 것을 보고 좀 더 오래 살았으면 하는 바람에서 곡을 쓰
게 되었다고 한다. 간결한 멜로디도 좋지만 이 가사가 주는 메시지
가 정말 사람들의 마음을 흔들기에 충분하다. 죽음을 맞이하는 사람

의 당당함이 느껴진다. 죽음에 이르러 다가오는 저승사자를 아주 의연하게 마주하고 있는 것이다. 심한 두려움이나 고통 속에서 죽음을 맞이하는 게 아니라 당당하게 본인의 의사를 전달하는 데서 사람들은 강한 쾌감을 느끼는 것이 아닐까. 마치 엄청난 불의의 권력에 맞서 용감하게 대응하는 정의의 사도를 보며 대리 만족을 느끼는 상황과 비슷하다고 할까. 죽음에 맞서 감히 인간의 의지를 드러내 대응할 수 있다면 얼마나 멋진가. 그런데 이런 용기는 그냥 생기는 것이 아니며 이를 표출할 힘이 내면에 저장되어 있어야 한다. 내면이란 정신은 물론 육신의 힘까지를 말한다. 그렇다면 어떻게 살아야 이런 정신과 육신의 힘을 기를 수 있을까, 바로 이것이 문제다.

어떻게 사느냐의 문제는 결국 어떻게 늙어가야 하는가와 맞닿아 있다. '어떻게 살 것인가'라는 주제는 고상하고 멋지게 보이지만 '어떻게 늙을 것인가'라고 하면 괜히 비참한 느낌이 들어 피하고 싶어진다. 마치 죽음이라는 단어를 떠올리는 경우처럼. 그러나 인간의 삶은 태어나면서부터 늙음을 향해 내달려가게 돼 있다. 다만, 시기에 따른 변동 폭이 다를 뿐이다. 그런데 이 지점에서 무엇보다도 중요한 것은, 이 늙어가는 과정이야말로 자신의 의지를 발휘해 나만의 방법을 모색할 수 있으며 이것을 통해서 삶의 가치를 생성해낼 수 있다는 데 있다. 말하자면 어떻게 늙어가야 하는가를 고민하면서 정신과 육신의 힘을 기르는 방법을 모색할 수 있다는 것이다. 그러므로 이 책의 내용은 우리 몸과 마음을 어떻게 가다듬고 연단해서 멋진 노후, 아니 남부럽지 않은 삶을 영위할 것인가에 중점을 두고 있다.

의학이 발달한 21세기는 평균 연령이 점차 높아지면서 급기야 OECD 국가들의 평균 연령은 80.5세에 이르렀으며 한국은 81.8세로 세계 평균치보다 높게[*] 나타났다. 통계에 따르면, 우리나라 기대여명은 현재 여자 85.5세 남자 79세이다.[**] 또한 세계보건기구WHO에 따르면 건강수명은 일본이나 스위스와 같이 73세이다.[***] 기대여명이란 앞으로 생존할 것으로 기대되는 평균 생존 연수를 의미하는데 건강수명은 그 기간에 질병이나 사고로 아프지 않는 기간을 따져 도출한 것이다. 이에 따르면 한국인은 평균 10년 동안을 질병에 시달린다.[****] 그래서 요즘 '9988234'라는 웃어넘길 수만은 없는 덕담이 유행한다고 한다. '99세까지 팔팔하게 살고 한 이삼일 앓다 죽는다'라는 의미라고 한다. 한국의 평균수명은 34개 OECD 국가 가운데 여자는 6위, 남자는 20위를 차지한다고 한다. 이렇게 보면, 이 시대에 살고 있는 우리는 어쨌거나 원하든 원치 않든 장수하게 되어 있다.

그래서 우리는 더 불안을 느낀다. "그렇게 오래 산다는 데 혹시 내가 치매에 걸린다면……" 나이가 들면서 걸리는 소위 당뇨나 고혈압 등의 성인병 혹은 암 등의 다른 질병들은 우리가 자신의 의지로

---

* OECD health data, 2015. 재인용 ; 통계청, 〈생명표, 국가승인통계 제10135호〉. OECD 회원국 중에서 일본과 아이슬란드의 기대수명은 각각 83.4세와 82.1세로 높게 나타났고, 멕시코, 터키, 헝가리의 기대수명은 74.6세, 76.6세, 75.7세로 비교적 낮았다.
** 통계청, 〈생명표, 국가승인통계 제10135호〉.
*** WHO, 〈World Health Statistics〉, 2014 재인용 ; 국가 지표 체계는 통계청, 〈평균수명 및 건강수명〉 인용.
**** 고숙자, 〈우리나라의 건강수명 산출〉, 보건복지부 제247호, 2014. 7. 4.

얼마든지 조절하거나 극복해낼 수 있다. 그러나 치매에 걸리면 일단 자신의 의지는 물론이고 자아를 잃어가는 인간 존엄성을 상실하는 과정이 진행되므로 누구에게나 끔찍한 일이 아닐 수 없다. 이렇게 보면 나이가 들어가면서 가장 우리를 두렵게 하는 것은 다른 질병보다 치매가 아닐 수 없다. 치매는 전 세계적으로 날로 증가 추세를 보이고 있으며 우리나라는 2014년 말이면 치매 환자가 10만 명에 이를 것이라고 한다. 보건복지부 자료에 의하면 65세 이상 치매 유병률은 2012년도에 9.18퍼센트이고 추정 환자 수는 54만 1,000명(남성 15만 6,000명 여성 38만 5,000명)이며, 급속한 고령화로 치매 유병률은 계속 상승하여 2012년도에 54만 명, 2030년에는 약 127만 명, 2050년에는 약 271만 명으로 20년마다 약 두 배씩 증가할 것으로 추산된다.[*] 보건복지부 통계자료에 근거해, 65세 이상 한국 노인의 치매 유병률 및 치매 환자 수 추이를 26쪽 도표와 같이 나타낼 수 있다.[**]

자료에 따르면 치매 위험도는 고령자일수록 높으며, 남성보다는 여성이, 고학력자보다는 저학력자가 높은 것으로 나타난다. 연령이 높을수록 치매 위험도도 높아져서 65~69세에 비해 70~74세는 2.15배, 75~79세는 3.76배, 80~84세는 5.7배, 85세 이상은 38.68배 높다고 한다.

치매는 원인에 따라 분류할 수 있는데 전체 치매 환자 중 알츠

---

[*] 보건복지부 보도자료 〈65세 이상 한국 노인의 치매 유병률 및 치매 환자 수 추이〉. 연구 기관 : 분당서울대학교병원, 연구 기간 : 2012. 4~12.
[**] 보건복지부 보도자료 〈2012년 치매 유병률 조사〉, 1쪽.

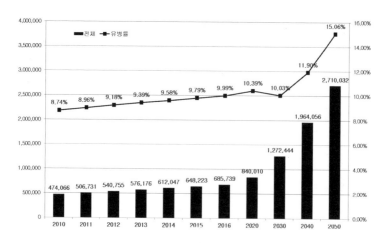

우리나라 노인의 치매 유병률 및 치매 환자 수 추이

하이머 치매는 71.3퍼센트, 혈관성 치매는 16.9퍼센트, 기타 치매는 11.8퍼센트의 비율을 차지하고 있다. 통계를 보면 치매의 주요한 원인으로 알츠하이머성 치매가 가장 많은 것을 알 수 있는데 알츠하이머병은 기억력이 점차 퇴행하는 질병으로 주로 뇌의 이상으로 일어난다. 처음에는 최근에 일어났던 사건들을 잊어버린다거나 일상적으로 해왔던 일들을 하는 데 어려움을 겪는 것처럼 서서히 시작되어 성격 변화나 행동 변화, 판단력 상실 등으로 이어지다가 병이 심화되면 일상생활조차 어려울 정도의 심각한 (사고, 기억, 추론) 지적 기능의 상실을 가져오는 치매증에 이르게 되는 것이다. 혈관성 치매는 고혈압, 고지혈증, 동맥경화, 심장병 그리고 당뇨 등의 질환으로 초래된다. 보건복지부 자료를 통해 원인별 치매 정도를 27쪽의 도표*

와 같이 일목요연하게 알 수 있다.

도표를 보면, 루이체 / 파킨슨 병이 치매 원인으로 나오는데 루이체병Lewy Body Disease은 최근에 확인된 질병으로서, 증상이 알츠하이머와 파킨슨 병의 조합으로 나타난다. 대개 파킨슨병에 따르는 비정상적인 동작에 이어서 치매 증상이 시작되는데, 현재 이 질환의 치료제는 개발되지 않은 상태**라고 한다. 파킨슨병은 근육 활동에 영향을 주는 질병으로 떨림, 경직, 언어 장애가 오며, 말기에는 치매

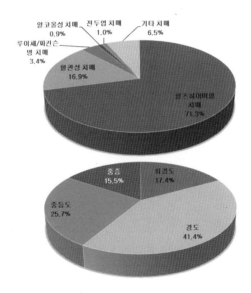

치매의 중증도별 분포(위)**와 치매의 유형별 분포**(아래)

---

* 보건복지부 보도자료, 〈2012년 치매 유병률 조사〉, 2쪽.
** Department of Health and Human Services, Administration on Aging(Washington : Alzheimer's Association, 2006).

에 이를 수 있다고 한다.*

또한 치매의 증상은 아주 가벼운 것부터 중증에 이르기까지 단계별 변화를 보이는데 이러한 중증도별 분포를 보면 최경도 치매 17.4퍼센트, 경도 치매 41.4퍼센트, 그리고 중등도 치매 25.7퍼센트, 중증 치매 15.5퍼센트이며, 이중 최경도 및 경도 치매가 전체의 58.8퍼센트를 차지한다고 한다.** 2012년 경도인지장애 유병률은 27.82퍼센트로 65세 이상 전체 노인 인구의 4분의 1 이상이 해당되는 것으로 추산되었다. 경도인지장애란 동일 연령대에 비해 인지 기능이 떨어져 있는 상태로, 일상생활을 수행하는 능력은 보존되어 있어 정상에서 치매로 이행되는 중간 단계를 말한다.*** 이에 관한 상세한 자료는 29쪽 도표에 제시하니 혹시 주위에 이런 증상이 나타나는 사람이 있는지 살펴볼 수도 있다.

치매 위험 인자를 앞에서 제시했는데, 사별이나 이혼, 별거 혹은 미혼으로 인한 배우자 부재인 경우에 치매가 2.9배나 증가한다고 한다. 과거에 머리에 외상을 입은 경우에도 3.9배 증가율을 보이며 우울증에 걸렸을 때도 2.7배의 증가율을 보인다. 반면에 치매 위험 감소 인자로는 중강도 이상의 규칙적인 운동을 들 수 있는데 이 경우

---

* Administration on Aging 참조.
** 보건복지부는 국가 차원에서 2008년에 이어 둘째로 실시한 〈2012년 치매 유병률 조사〉 결과를 발표했다. 치매의 등급을 나타내는 네 가지 증상에 대한 설명은 참고 논문 자료 붙임 2에서 도표로 첨부했다.
*** 보건복지부 보도자료, 〈2012년 치매 유병률 조사〉, 2쪽.

초기 (최경도 /경도)	• 오래전에 경험했던 일은 잘 기억하나, 조금 전에 했던 일 또는 생각을 자주 잊어 버린다. • 음식을 조리하다가 불 끄는 것을 잊어버리는 경우가 빈번해진다. • 돈이나 열쇠 등 중요한 물건을 보관한 장소를 잊어버린다. • 물건을 사러 갔다가 어떤 물건을 사야 할지 잊어버려 되돌아오는 경우가 발생한다. • 미리 적어두지 않으면 중요한 약속을 잊어버린다. • 평소 잘 알던 사람의 이름이 생각나지 않는다. • 조금 전에 했던 말을 반복하거나 물었던 것을 되묻는다. • 일반적인 대화에서 정확한 낱말을 구사하지 못하고 '그것', '저것'이라고 표현하 거나 우물쭈물한다. • 관심과 의욕이 없고 매사에 귀찮아한다. • '누가 돈을 훔쳐갔다' '부인이나 남편이 바람을 피운다'는 등의 남을 의심하는 말 을 한다. • 과거에 비해 성격이 변한 것 같다.
중기 (중등도)	• 돈 계산이 서툴러진다. • 전화, 텔레비전 등 가전제품을 조작하지 못한다. • 음식 장만이나 집 안 청소를 포함한 가사일 혹은 화장실이나 수도꼭지 사용 등을 서투르게 하거나 하지 않으려고 한다. • 외출 시 다른 사람의 도움이 필요하다. • 오늘이 며칠인지, 지금이 몇 시인지, 어느 계절인지, 자신이 어디에 있는지 등을 파악하지 못한다. • 평소 잘 알고 지내던 사람을 혼동하기 시작하지만 대개 가족은 알아본다. • 적당한 낱말을 구사하는 능력이 더욱 떨어져 어색한 낱말을 둘러대거나 정확하 게 말하지 못한다. • 다른 사람들이 말하는 것을 이해하지 못하여 엉뚱한 대답을 하거나 그저 '예'라는 말로 대신 하고 대답을 못하고 머뭇거리거나 화를 내기도 한다. • 신문이나 잡지를 읽기는 하지만 내용을 전혀 파악하지 못하거나 읽지 못한다. • 익숙한 장소임에도 불구하고 길을 잃어버리는 경우가 발생한다. • 집 안을 계속 배회하거나 반복적인 행동을 거듭한다.
말기 (중증)	• 식사, 옷 입기, 세수하기, 대소변 가리기 등을 하는 데 전적으로 다른 사람의 도움 이 필요해진다. • 대부분의 기억이 상실된다. • 집안 식구들도 알아보지 못한다. • 자신의 이름, 고향, 나이도 기억하지 못한다. • 혼자서 웅얼거릴 뿐 무슨 말을 하는지 내용을 전혀 파악할 수 없다. • 한 가지 단어만 계속 반복한다. • 발음이 불분명해진다. • 종국에는 말을 하지 않는다. • 얼굴 표정이 사라지고 보행 장애가 심해지며 근육이 더욱 굳어지는 등 파킨슨병 증상이 더욱 심해진다. 간질 증상이 동반될 수도 있다. • 결국은 모든 기능을 잃게 되면서 누워서 지내게 된다.

치매의 단계별 증상

유병률은 0.3배*로 나타난다고 한다.

사실, 필자가 이 책을 쓰게 된 계기는 우연한 기회에 텔레비전에서 한 유명인사가 하는 말을 들은 것이다. 그녀는 이제 나이 들어가면서 단 하나의 소원이 있다면 그저 치매 걸리지 않고 살다가 죽는 것이라고 했다. 남부러울 것 없어 보이는 사람이 그런 말을 하는 것을 보면서 그렇다면 내가 다들 저토록 두려워하는 치매에 안 걸리는 법을 알려야겠다는 생각이 들었다.

노령 인구가 증가하면서 치매뿐 아니라 노령화 사회의 문제점들도 심상치 않다. 그래서 한국의 기업들은 노인 관련 산업인 실버산업이 수익 창출의 중요한 원천이 되리라 보고 연구를 진행하고 있는데, 선진국들은 이미 실버산업에 전력투구하면서 사회안전망을 마련하고 이윤도 창출하는 기획이 상당 수준에 도달했다 한다. 이글을 쓰는 지금도 뉴스에서는 연일 노인에 관한 소식이 전해지고 있다. 오는 2036년이면 한국은 직장인 두 명이 노인 한 명을 부양해야한다는 암울한 소식이다. 또한 60대의 취업 인구가 20대 취업자 수를 앞지르고 있다는 소식도 있다. 더 끔찍한 소식도 전해진다. 한국보건사회연구원이 공개한 보고서에는 한국의 초저 출산율로 인해이대로 가다가는 2100년이 되면 인구의 절반이 노인이라고 한다. 모두 걱정스러운 소식들이다. 2013년 통계청 발표에 따르면, 한국의노인 인구는 고령자가 12.2퍼센트로서 해마다 증가하는 추세라고

---

* 같은 자료, 3쪽.

하니 당사자인 우리도 혹은 미래에 당사자가 될 독자 여러분들도 철저히 대비해야 할 것이다. 통계청에서 발표한 65세 이상 한국의 고령 인구 비율의 변화를 도표로 보면 다음과 같다.*

2000년	2010년	2018년	2026년	2030년
7.2 퍼센트	11.0퍼센트	14.3퍼센트	20.8퍼센트	24.3퍼센트

한국의 고령 인구 비율의 변화

또 다른 통계에서는 2060년이 되면 고령 인구가 40퍼센트 정도 증가할 것이라고 내다보고 있다.** 이 수치는 우리나라가 고령화 국가로 전환되는 시간이 다른 나라들에 비해 아주 빠르다는 것을 보여 준다. 65세가 넘으면 초고령이라고 하는데 한국은 이 초고령화 사회에 이르는 속도도 다른 나라들에 비해 아주 빠르다는 것이다. 고령화와 초고령화에 이르는 시간을 보면 프랑스는 각각 115년, 40년이 걸렸고, 미국은 72년, 16년이 걸렸으며 독일은 40년, 38년이 걸렸다. 그리고 일본은 24년, 12년이 걸렸다. 이에 비해 한국은 각각 19년, 7년 걸린다***는 것이다.

* 통계청, 고령자 통계('11) 재인용 ; 송병호 외, 〈미래 변화 이슈 심층 분석 및 대응 방안 연구〉, 2014-045. KISTEP.
** 김홍범, 〈노화와 관련된 질환 연구의 현황과 시사점〉, '과학기술 및 연구개발 사업 동향 브리프'(한국과학기술기획평가원, 2012-14).

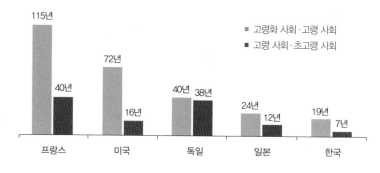

고령화에서 초고령화 사회로 전환하는 기간

이렇게 보면 이제는 정년 이후의 삶이 어쩌면 청년기 삶보다도 더 길어지리란 사실을 쉽게 예측할 수 있으니, 국가와 사회뿐만 아니라 개인도 각자 준비해야만 한다는 것을 인정하지 않을 수 없다.

이렇듯이 누구나 선택의 여지없이 늙음에 대비해야 하는 시기여서 이에 따른 새로운 용어가 등장했다. 바로 성공 노화successful aging다. 글자 그대로 성공적으로 노화의 길을 가는 것이다. 신체 건강도 인지 능력도 훼손되지 않고 사회적 활동에도 열심인 장애 없는 노화 과정을 의미한다. 다른 말로 건강 노화healthy aging인 것이다. 그러고 보면 요즘 덕담처럼 나도는 말인 '99세까지 팔팔하게 살다가 2, 3일 만에 죽는다'는 말은 명언이 아닐 수 없다. 바로 성공 노화이자

*** 김홍범, 〈노화와 관련된 질환 연구의 현황과 시사점〉, '과학기술 및 연구개발 사업 동향 브리프'(한국과학기술기획평가원, 2012-14). 그림 1. 〈초고령화 사회로의 전환 기간〉 참조.

건강 노화를 의미하는 말이기 때문이다. 그렇다면 우리 모두가 어떻게 하면 이런 성공 노화를 맞이할 것인가를 생각해보지 않을 수 없다. 마치 청년기 때 수면 시간까지 줄여가며 공부해서 대학 입학이라는 관문을 통과해야만 편안한 미래를 보장받는다는 확고한 목표 의식으로 온갖 노력을 기울였던 것처럼 노년을 맞이해야 할 혹은 노년기에 이미 접어든 여러분들은 노년의 삶을 위한 준비에도 시간과 노력을 투자해야 하는 것이다.

도가道家에서는 인간의 타고난 수명이 120세인데 인간이 저지르는 죄 때문에 한 살씩 까먹어서 그만 제 수명을 다 못 채우고 죽는다고 한다. 신화적인 의미로 해석하지 않더라도 모든 살아 있는 생물은 성장기의 여섯 배가 제 수명임을 감안하면 일리가 있다. 사람은 20세까지가 성장기이므로 6을 곱하면 역시 120세가 되는 것이다. 그러므로 언젠가는 인간의 평균 수명은 120세라고 공공연히 말하는 시기가 올지도 모른다. 어찌되었든 이제 평균 수명이 점점 길어진다는 21세기에는 우리 모두 제2의 인생을 준비해야만 한다. 그럼, 이제부터 늙음이 우리 심신에 어떤 변화를 초래하는지 구체적으로 이해할 필요가 있는 듯하다.

학계에서는 노화aging의 개념을 넓은 의미와 좁은 의미로 나누어 보고 있다. "생물체가 수태된 순간부터 사망까지 배아, 성숙, 성년기의 모든 변화"* 자체를 넓은 의미의 노화로 보는 것이다. 말하

* 권인순, 〈노화의 정의 및 분류〉, 《대한의사협회지》(2006. 3.), 208쪽.

자면 우리가 태어나면서부터 노화가 시작된다고 보는 것이다. 또한 좁은 의미의 노화aging, senescence란 "성숙한 다음부터를 지칭하며 시간이 갈수록 비가역적으로 나빠져 사망 확률이 높아지는 과정"*이라고 한다. 성숙한 다음이란 시기를 태아기, 유아기, 어린이를 거쳐 청년이 되는 가임기부터로 본다면 통상 20대부터 인간의 노화는 시작된다고 봐야 하는 것이다. 의학적으로도 이때부터 우리 몸의 세포를 비롯한 장기의 기능 축소 등의 변화가 시작되는 노화 현상이 일어난다고 본다. 그러니까 노화를 위한 준비는 결국 늙어서가 아니라 20대부터 시작해야 하는 것이다. 노후를 위해 저축을 하듯이 꾸준하게 몸과 마음을 관리해야 한다. 사람들은 재정 문제는 걱정도 하고 열심히 노력도 하면서 자신의 몸을 위한 노후 준비는 아예 생각하려 들지 않는다. 아니 몰라서 안 한다는 표현이 더 정확할 것이다. 젊을 때 노화에 대비해야 한다는 개념조차 없었기 때문이리라. 그럼 어떻게 해야 하나. 먼저 인간의 노화 진행 과정이 육신과 정신에 어떻게 나타나고 사회적으로는 어떤 방식으로 나타나는지 살펴보기로 하자.

---

* 권인순, 〈노화의 정의 및 분류〉, 《대한의사협회지》(2006. 3.), 208쪽.

육신의 문제

인간 몸의 세포 수는 60조 개 내지 100조 개라고 한다. 그 세포들이 일생 동안 주기적으로 생성과 소멸을 거듭하는데 이 과정에서 노화로 인해 문제가 생긴다고 한다. 즉 거듭되어야 할 세포의 증식력이 상실되고 일부 세포는 죽어 없어지며 조직과 장기는 축소되면서 기능도 떨어진다. 그러므로 사람의 늙음이란 "결국 그 개체를 구성하는 세포들의 노화에 기인하는 것"[*]이라고 한다. 이렇게 볼 때 기본적으로 노화란 우리 인체를 구성하고 있는 세포에 문제가 일어나면서 시작된다고 볼 수 있다. 그래서 세포의 이러한 변화 현상을 노화의 직접 원인으로 보는 '마모 이론'이 노화 원인 가운데 하나로 등장하게 된다. 세포의 이러한 변화 때문에 세포의 단백질 섬유인 콜라겐과 엘라스틴이 손상을 입어 피부는 건조해지고 안색은 칙칙하며 주름도 늘어나는 것이다. 뿐만 아니라 "콜라겐의 숫자가 줄어들어 피부 속 순환이 원활하지 못해서 갈수록 건조해지고, 그럴수록 피부는 보호를 위해 멜라닌을 비정상적으로 분비하여 기미로 나타나기도 하며 또한 각질층은 더욱 두꺼워져 피부 투명도가 낮아진다"[**]고 한다. 머리카락도 모근 멜라닌 세포가 멜라닌 색소 생성 능력을 상실함으로서 색깔이 희어지게 된다. 뿐만 아니라 몸의 골격을

---

[*] 양성렬, 〈세포의 노화〉, 《노인 의학 I 》, 27쪽.
[**] 최수린, 〈세포의 노화〉, 《Aesthetic & Spa》(Aug. 2014.), 82쪽 참조.

구성하고 있는 뼈를 보자면, 뼈세포 역시 감소하고 부피도 줄어들며 연골세포 또한 세포의 분열과 합성 능력이 저하됨으로써 각종 관절 통증이 일어나게 된다. 서서히 몸의 관절 여기저기에 고장이 나기 시작하는 것이다. 그리고 키도 자연히 작아지게 된다. 특히 하지 근육도 부실해지고 지방의 양도 변화해서 피하지방은 감소하고 내장 지방이 증가해서 복부 비만이 증가하게 되는데 이 현상들은 모두 운동량 부족에다 내분비 계통의 호르몬 변화 때문이라고 한다. 여러 가지 호르몬 가운데 가장 두드러지게 감소세를 보이는 것은 여성호르몬인 에스트로겐과 남성호르몬인 테스토스테론 그리고 성장호르몬이라고 한다.[*]

노화 현상은 이렇게 외면상 변화로 나타나지만 어디 이뿐이겠는가. 몸 내부로 들어가면 뇌의 노화에 따른 변화로서 뇌 부피와 무게가 감소하면서 치매와 연관된 해마와 더불어 사고력과 추리, 운동, 감정을 담당하고 있는 전두엽의 기능이 퇴화된다고 한다. 특히 미엘린이라는 뇌 속 신경섬유를 감싸고 있는 물질이 얇아지면서 신경 전달 속도 및 지능이 떨어지게 된다. 이 미엘린이란 마치 전선을 감싸고 있는 피복처럼 뇌의 신경섬유를 감싸고 있는데 이것이 벗겨지기 시작한다는 것이다. 이것이 두꺼울수록 신경전달물질이 시속 300여 킬로미터의 속력을 내지만 벗겨지면서 그만 시속 몇 킬로미터로 떨어져 노인이 되면 외부 자극에 둔탁하게 반응하는지도 모른

---

[*] 박성식, 〈노화의 형태학적 변화〉, 《노인의학 I》, 51~52쪽.

다. 이런 의학적인 설명을 통해 우리가 늙어가면서 왜 얼굴에 검버섯이 피어나고 행동이 느려져서 반응에 늦어지게 되고 이해력이 떨어지게 되는가를 충분히 알 수 있다. 결국 세포의 증식력에 문제가 생기고 호르몬 분비가 저하되어 일어나는 일 아닌가. 이런 문제들을 어떻게 하면 최소화할 수 있는가를 알아야 한다, 이것이 노화 대비의 첫걸음이다.

다음은 심장순환계의 변화를 보자. 심장은 노화를 겪으면서 동맥벽이 두꺼워지는데 이것은 혈관벽 탄력섬유의 소실로 이어진다고 한다. 그래서 나이 들수록 혈압이 높아지는 현상이 나타나는 것이다. 그러면 몸속 장기들은 어떤 변화를 맞이하게 되는가. 내과 전반에 걸쳐 지대한 영향을 끼치는 중요한 내분비계의 변화를 들 수 있다. "여성에서 혈중 에스트로겐 수치의 갑작스러운 감소와 폐경은 혈관 운동 반응, 수면 장애, 피부와 인체 구성의 변화, 감정 저하 같은 증상을 수반한다"고 한다. 여성은 알츠하이머병에 걸릴 위험성이 높은데 이는 더 오래 살기 때문이기도 하지만 "폐경기 때 에스트로겐 생산의 갑작스러운 감소와 관련이 있다".* 또한 남성의 테스토스테론은 40~70세에 40퍼센트 정도가 감소한다고 한다. 테스토스테론을 비롯한 남성호르몬의 총칭인 "안드로겐의 수치의 감소로 인한 증상은 생식기 체모의 감소, 성욕 감퇴, 인지 기능의 저하, 적혈구 부피 감소, 근육 강도의 감소, 지방의 증가와 지방조직 분포의

------

* 같은 자료, 52쪽.

변화***등이라고 한다.

성장호르몬은 인간의 생장에 필요할 뿐 아니라 물질대사 조절에도 관여하기 때문에 중요한 호르몬이다. 예를 들자면, 뇌를 제외한 다른 신체 부위의 성장을 자극하고 칼슘 저장량을 늘려 뼈를 성장시키며 단백질 합성을 증가시켜서 근육량을 키우는 작용을 한다. 또한 면역 작용을 촉진하기도 한다. 그리고 혈당 수치의 증가에도 영향을 끼쳐 당뇨와도 관련이 있는 것으로 알려져 있다. 또한 항상 포도당만을 연료로 사용하는 신경세포들을 위해 근육의 단백질 사용을 촉진하고 포도당 연소를 억제한다. 극단적인 상황에 잘 대처하기 위한 진화의 산물이라고 알려진 성장호르몬이 감소함으로써 당뇨와 근육 감소를 초래하고 관절염 및 면역력 저하로 인한 각종 질병에 시달리게 되는 것이다. 그래서 노화를 막기 위한 방법으로 성장호르몬 요법이 등장했으나 부작용이 더 많은 것으로 보고되었다. 이 문제는 앞으로 나올 노화 지연 방안에서 상세히 다룰 것이다.

다음은 노인이 되었다는 여러 특징 가운데 하나인 수면에 관한 것이다. 새벽이면 일어나게 되고 깊은 잠도 잘 못자서 여러 차례 일어나는 현상이 바로 노인이 되었다는 증거라고 흔히 말한다. 이 현상은 뇌에서 분비되는 멜라토닌 때문이라고 한다. 정상인의 경우 멜라토닌은 밤에 증가하고 낮에 감소하여 정상적인 수면 패턴이 나타난다. 그러나 나이 들면서 뇌하수체의 부피 감소와 더불어 멜라토닌

** 박성식, 〈노화의 형태학적 변화〉, 《노인의학 Ⅰ》, 52쪽.

의 야간 수치 상승 기간이 짧아지면서 짧은 수면 패턴을 보인다는 것이다. 멜라토닌의 24시간 주기성이 나이가 들수록 점차 파괴되어 수면 장애가 오게 된다. 이런 노인의 경우 수면은 얕고 끊어지는 양상을 보이는데 이러한 변화는 수면의 깊은 주기slow wave sleep에 관련되어 있는 성장호르몬의 분비에 영향을 미친다고 한다. 그러므로 멜라토닌 감소로 인한 증상들인 정서 장애, 인지 기능의 감퇴, 수면 장애의 증가, 혈소판 생산의 조절 이상, 항암 면역 반응의 감소 등[*]으로 이어진다. 한마디로 악순환이다. 수면이 부족하니 성장호르몬 분비가 감소하고 성장호르몬 분비가 감소하니 자연히 면역력 악화로 이어지게 되는 것이다.

마지막으로 감각기관의 변화를 들 수 있다. 노화에 따른 눈의 변화로는 눈 주위 지방의 감소로 안구가 들어가게 되고, 동공이 작아지며, 빛에 대한 반응이 늦어지고, 조절 기능의 장애가 오며, 수정체의 탄력성이 떨어져 가까운 사물에 대한 초점 맞추기가 어려워지는 것을 들 수 있다.[**] 그래서 돋보기가 필요하고 눈의 흰자는 누렇게 변색되는 것이 아닐까. 귀는 또 어떤가. 평형감각을 중개하는 내이 기능이 감퇴해 청력이 약해지며 청력 소실은 저주파 영역의 청력 소실이 고주파 영역보다 빨리 일어난다고 한다. 또한 소리를 단어로 조합하는 능력이 떨어진다.[***] 그래서 노인이 되면 작은 소리는 못 듣고

---

[*] 같은 자료, 53쪽.
[**] 같은 글.
[***] 같은 글.

이해력이 떨어지게 되는 것이다. 흔히 노인이 되면 미각에 문제가 생긴다고 하는데 맛을 잘 못 느끼게 된다. 특히 짠맛을 잘 못 느껴서 음식을 하면 짜게 된다는 이야기는 과학적인 근거가 있다. 혀의 점막에는 돌기가 있는데 이 돌기 끝에는 미각의 수용체로서 미뢰라는 것이 있다. 성인의 혀에는 약 1만 개의 미뢰가 있는데 이 미뢰의 수가 감소하면서 특히 짠맛의 감지 기능이 점차 떨어진다고 한다. 짠맛에 대한 감각이 더 무디어지기 때문에 이로 인해 음식을 짜게 먹게 되어 고혈압이나 심혈관계 같은 질병의 악화로 이어질 수 있다.* 이뿐만이 아니라 구강점막도 얇아지고 입과 입술 근육의 탄력도 떨어져서 침의 분비량도 줄어들게 된다. 이 모든 퇴행 현상들이 미각의 변화에 영향을 미치게 되므로 맛을 정상적으로 감지하지 못하게 되는 것이다. 무엇보다 노화로 인해 세포들의 재생력이 떨어지므로 오감의 감각기관들도 변화를 맞는 것이다.

　노인기로 접어들어 사망에 이르기 쉬운 병이 바로 폐질환이다. 사소한 감기가 제때에 관리하지 못하면 폐렴으로 이어지고 급기야 사망에 이르게 된다. 이것은 노화가 진행되면서 폐가 탄성이 떨어져 팽창되기 때문이라고 한다. 즉 폐포의 표면적과 폐 부피가 감소하기 때문인 것이다. 그리고 폐포관과 호흡기관지는 약간 확장되는데 비해 폐포는 작아지고 나아가 호흡에 관여하는 근육의 수축력 또한

---

* 이재욱 외, 〈한국인에서 노화에 의한 미각 역치의 변화〉,《Korean J Otorhinolaryngol-Head Neck Surg》(2013), 56, 286~290쪽

약해지니* 사소한 감기나 독감 같은 질병에 걸렸을지라도 폐가 이를 이겨내지 못해서 사망에까지 이르는 것이다. 지금까지 살펴본 것처럼 노화 과정에서 일어나는 몸의 이상 현상들은 결국 만병의 근원인 면역력의 저하로 이어져서 인간은 고통스러운 만성질환들을 앓게 되는 것이다.

심리적인 문제

노인이 되면 심리 상태는 어떻게 변화하는가?

필자의 어머니는 70세가 넘으면서 혼잣말 하듯 노래를 하셨는데 가사가 내 청춘 돌려달라는 뜻이었다. 마치 한 서린 듯한 가사와 억양을 들으면서 당시에는 도무지 이해할 수가 없었다. 아마도 아시는 노래가 그것뿐이겠지. 그러나 생각해보니 강원도가 고향인 어머니는 〈강원도 아리랑〉을 늘 부르셨던 기억이 난다. 그런데 어느 때부터인가 "내 청춘 돌려달라"는 식으로 노랫말이 바뀌었는데 나는 한참 후에야 알아차렸다. 이제와 생각해보면 내 청춘 돌려달라는 간절하면서도 절절한 심정이 이해가 될 것 같다. 어머니는 삶의 종착점에 이르렀다고 생각하니 갑자기 인생이 허무해지신 것이다. 누구

---

* 폐에 관한 의학적 내용은 박성식, 〈노화의 형태학적 변화〉, 《노인의학 Ⅰ》, 55쪽에서 발췌 요약한 것이다.

나 가야 되는 길목에 다다르니 자신이 평생 해놓은 일이 아무것도 없다는 느낌이 들면서 절절한 허허로움이 밀려왔던 것이다.

그렇다. 삶의 마지막 길목에서 누구나 느끼는 심정이리라. 그렇기 때문에 임종을 맞이하는 사람에게 가족들은 반드시 그분의 삶이 얼마나 값지고 보람찼는지를 되풀이해서 일깨워줌으로서 살아생전의 선행들이 얼마나 소중했는지를 하나하나 상기하도록 해야 한다. 그럼으로써 당사자로 하여금 자신의 일생을 긍정적으로 돌아보고 죽음을 맞이하도록 하는 것이 남은 가족의 도리인 것이다. 그래야만 죽음을 맞이하는 사람도 공포심 없이 편히 떠날 수 있다.

이제 와서 생각해보면 어머니의 이러한 노래에는 일종의 우울이 담겨 있지 않았나 한다. 젊을 때와 달리 사소한 일에도 내 몸을 내 의지대로 움직일 수 없어 슬퍼지고 우울해지는 것이다. 입맛도 전과 다르고 무릎이 아파 마음대로 다니지도 못하는 데서 오는 스트레스는 우울증으로 표출될 수밖에 없다. 가족들이나 주위 사람들은 의례 늙으면 그러려니 하고 당연시하겠지만 당사자로서는 '내가 벌써 여기까지 왔구나' 하는 당황스러움과 더불어 어떻게 해도 내 젊음을 되돌릴 수 없다는 엄청난 회한이 몰려와 무력감에 젖는 것이다. 지나간 시간을 결코 되돌릴 수 없다는 인간의 본질적인 나약함이 사무친다. 또 이 허허로운 심정에서 헤어날 길이 없음을 절감하고 누구도 본인의 삶에 절대적인 위안이 되지 못한다는 데서 처절한 고독을 느낀다. 그러면서 한편으로는 과거에 대한 회상과 더불어 애착심 또한 강하게 된다. 이제 죽음이 남았을 뿐 달리 바라보고 달려갈 목표도 희망도 없어지게 되므로 더욱 스스로를 고립시키며 쓸쓸한 고독감으로 힘들어지게 된다. 게다가 평생 동고동락해온 배우자나 가족의 죽음은 마음에 더할 수 없는 황폐함으로 남게 되어 갑작스럽게 증세가 악화되기도 한다. 이때 절실하게 필요한 것이 가족의 이해와 배려다. 우리 모두가 언젠가는 늙고 죽게 된다는 것을 생각하면 현재 어른의 이런 모습이 미래의 내 모습이라는 사실을 늘 염두에 둘 필요가 있다.

이렇듯이 우리는 평행선을 달리듯이 바쁘게 내달리다가 어느 순간 떠나야 하는 운명적인 길목에 들어서게 되는 것이다. 이때 맞닥뜨리는 허망함이나 외로움은 누구도 대신해줄 수 없다. 그런 순간은 누구에게나 찾아오게 마련이며 이를 극복하는 방법은 가족의 힘을 빌리는 것뿐이다. 그런데 가족 구성원들이 예전처럼 모여 살지 않는 현대사회는 가족의 힘을 빌리는 일도 쉽지 않다. 자식들은 외국에 나가 있거나 멀리 떨어져 있어서 심지어 임종의 순간까지도 함께 하지 못하는 경우가 허다하다. 부부 가운데 한쪽이 먼저 가면 또 그마저도 쉽지 않게 된다. 더구나 결혼도 마다하고 혼자 사는 독신 남녀가 늘어나는 추세이니 문제는 더 심각해진다. 사망한 지 여러 날이 지나 백골이 된 시신이 발견됐다는 뉴스가 심심치 않게 들려오는 것도 이와 무관치 않다. 그렇다면 이제 우리는 자신의 노후를 각자 준비하는 수밖에 없을 것이다. 어차피 인생은 홀로 왔다 홀로 떠나는 것이 아닌가.

이와 같은 절박한 문제 이외에도 노인이 되면 자연스레 나타나는 생리적인 현상으로서 심리 변화를 들 수 있다. 노인은 심리 상태가 수시로 변해서 가족들이 이에 대처하기 어렵다. 또한 자식에 대한 집착이나 애착이 심해지거나 극심한 외로움을 느끼다가 우울증으로 이어지기도 한다. 이 우울증이 치매로 연결된다는 것은 고령화 시대로 접어들면서 상식이 된 지 이미 오래다. 이런 악순환은 우리 주위에서 흔히 보고 겪는 일이다. 특히 자식에 대한 애착이 도를 지나치는 경우도 아주 많다. 누구든 부모와 자식이라는 필연적인 관계의 틀을 벗어나지 못하기 때문에 부모는 자식을 소유물인 양 여겨 집착하고 애착하는 결과로 이어지는 것이다. 삶의 과정에서 목격하는 이러한 심리적 현상들은 모두 마음의 곳간이 비었기 때문에 나타난다. 즉 마음에 저장된 영양이 부족해서 나타나는 심리적 변화인 것이다. 마음에 저장된 영양이라니? 마음의 곳간이라니? 이게 무슨 말인가.

대부분의 사람들은 자신이 누구인지 잘 모르고 산다. 자신에 대한 앎은 사실 자신을 나타낼 수 있는 증표에 불과하다. 이름을 포함한 성격, 가족관계 그리고 특징 등은 모두 자신을 대변할 만한 아무개의 증표인 것이다. 이 증표들은 사회 환경 변화, 건강 이상 그리고 노인이 되어 육신의 힘이 쇠약해지는 어쩔 수 없는 상황에 처하게 되면 별로 도움이 안 된다. 예를 들어 설명해보자. 수십 년을 열심히 직장에 다니면서 가족들을 부양해온 50대 가장은 어느 날 직장 생활을 더 이상 할 수 없는 상황에 처하게 된다. 갑자기 갈 데가 없어지고 할 일도 없어 집에 있어야 할 처지가 된다. 그다음은 어떻게 될까. 여러분들이 잘 알고 듣는 이야기가 펼쳐질 것이다. 집안에서 천덕꾸러기 같은 존재가 된다. 평생을 직장과 집만 오고간 주인공은 달리 할 일도 없을뿐더러 뭘 해야 할지도 모른다. 서서히 가족 간의 불화가 시작된다. 그렇다면 주인공의 아내는 어떤가? 돈만 벌어다줄 때는 좋았던 남편이 갑자기 반갑지 않은 손님처럼 집안의 군더더기 같은 존재로 여겨지기 시작한다.

　이런 상황은 여러분들이 자주 듣고 보고 경험한 일일 것이다. 바로 여기에 문제가 있다. 이들은 그저 자신의 일상을 살아냈을 뿐 참된 자아상을 갖고 있지 않았던 것이다. 당사자인 본인 자신에 대한 이해력이 부족해서 앞에서 말한 증표들 이외에 더 이상 자신을 설명할 무엇도 없다. 그래서 자신이 천덕꾸러기 같은 존재가 되었음을 느끼기 시작하면서 절망감과 함께 분노가 일어나기 시작한다. 한번 시작된 분노는 그칠 줄 모르고 밖으로 향하게 된다. 이 기간이 길어질수록 스스로도 조절할 수 없는 분노조절장애 증상으로까지 발전하게 된다. 그렇다면 반갑지 않은 부담스러운 손님 같은 남편을 대하는 아내는 어떨까. 그녀도 마찬가지 현상을 보인다. 자신의 존재에 대한 이해력이 없기는 마찬가지이기 때문이다. 남편은 아침이면 나가고 저녁이면 돌아와서, 낮 시간 동안이면 취미생활도 하면서 한껏 멋을 부리며 살아오던 패턴이 갑자기 바뀌게 된 것이다. 처음에는 충격을 받은 상태에서도 상대방을 위로하고 가족의 끈끈한 정을 보이기도 하다가 시간이 지나면서 아내도 분노를 표출하기 시작한다. 이런 현상들은 바로 남편과 아내 모두 마음의 곳간에 쌓아둔 영양소가 없어서 일어난다. 마음 곳간의 영양소는 바로 자기 자신에 대한 무한한 자긍심을 의미한다. 어떤 상황에서도 절대 내놓을 수 없으며 누구도 빼앗아갈 수 없는 자신만의 자산을 의미한다.

필자는 1983년에 인도로 유학 가서 그만 석 달 만에 아열대 기후 지역에서만 유행하는 풍토병인 뎅기열에 걸렸었다. 고열이 나고 근육이 쑤시며 전염성이 강해서 사람들이 곁에 오기 꺼리는 질병이다. 델리대학교 기숙사 방에서 홀로 앓아누워 있는데 누구 하나 마실 물 한 모금 가져다주지 않는 기막힌 상황이었다. 식당까지 내려갈 기력이 없을 뿐만 아니라 고열 때문에 아무것도 먹지 못하고 몇 날 며칠을 고열에 시달렸다. 게다가 40도가 넘는 더위에도 불구하고 고열로 인한 한기 때문에 방문, 창문을 꼭꼭 닫고 지내야 했다. 며칠이 지났는지도 모르는데, 갑자기 한 가지 생각이 들었다. 아, 내가 죽으러 여기 인도에 왔구나. 그러면 준비를 해야지. 그래 죽을 때 서원誓願 하나만 단단히 챙기면 다음 생이 걱정 없다고 했지. 그러면서 의자에 앉아 결연하게 죽음을 기다리고 있었다. 그런데 홀연히 열이 서서히 내리기 시작하는 것이 아닌가. 그때 신기함과 함께 몰려왔던 서러움은 벌써 몇 십 년이 지난 지금도 당시 이야기를 할 때마다 생생히 다가온다. 지금 생각해보면 그때의 단단한 마음의 준비는 불교적인 신심信心에서 나온 것으로 여겨진다.

필자가 말하는 자기 곳간에 비축해둔 자산이란 바로 자신에 대한 이해로부터 움트는 것이다. 철학적이거나 종교적인 차원의 문제가 아니라 지극히 현실적인 실체를 말하고 있는 것이다. 우리는 노후 준비로 부지런히 돈을 저금하지만 마음의 창고를 채우기 위해 영양을 비축하려는 생각은 못하며 살고 있다. 여기에서 모든 비극 아닌 비극이 일어나는 것이다. 흔히 사람들은 자기 자신보다는 타인에게 더 관심을 집중시키는 경향이 있다. 오늘날 사회에서 일어나고 있는 새로운 현상에 아주 잘 나타나고 있다. 너도 나도 한다는 SNS에 '좋아요'의 숫자에 목메는 사람들이 늘어나고 있다고 한다. 자신이 올린 사진이나 글에 이 '좋아요'의 숫자가 늘어나면 행복해지고 그렇지 않으면 우울해진다는 것이다. 그래서 어떤 사람들은 어떻게 하면 이 '좋아요'를 많이 받을까에만 골몰하며 특이한 사진 한 장을 얻으러 수고를 아끼지 않고 돌아다니기도 한다는 것이다. 이는 바로 삶의 중심이 자기 자신이 아니라 남의 관심에서 형성된다는 단적인 사례이다. 그만큼 우리는 자신보다도 타인의 눈에 더 신경을 쓰기 때문에 자신에게 끊임없이 묻고 답하면서 스스로를 알아내려는 시도를 하지 않게 된 것이 아닐까?

그렇다면, 자신에 대한 이해력을 바탕으로 한 자긍심이란 무엇일까. 우선, 당신이 자신의 몸에 대해 얼마나 알고 있는지를 이야기해보자. 거울 앞에 서면 눈에 보이는 외관의 특징을 모두 말할 수 있다. 해부학 책을 보거나 인터넷으로 검색하면 인체에 대한 모든 내용들을 훤히 알 수 있다. 그래서 당신은 말한다. 이 모든 것이 바로 내가 어떻게 생겼나를 설명하고 있다고. 하지만 이것이 당신 자신이라고 할 수는 없다. 말하자면 일반적인 정보일 뿐으로, 당신만의 독특한 특징은 어디서도 찾을 수 없다. 이렇게 자신에 대한 이해력이 부족하기 때문에 우리는 쉽게 무너지게 된다. 생각지도 못한 돌발 상황이 일어날 때는 물론이고 노인의 단계로 접어들면서 모든 일이 뜻대로 되지 않게 되면 서러움이 생겨나기 십상이며 결국 자신을 고립시키게 되면서 우울증이 찾아오게 된다.

배우 로빈 윌리엄스가 63세의 나이로 자살했다는 소식을 들었다. 참으로 안타깝다. 그가 출연한 영화 〈미세스 다웃파이어〉를 보고 받은 감명이 지금도 생생한데 스스로 목숨을 끊다니. 진즉 내가 만났더라면 하는 안타까움이 절절하다. 이렇게 자살하는 사람이 어디 윌리엄스뿐이겠는가. 통계에 따르면 한국은 33분마다 한 명씩 자살하고 있으며 OECD 국가 가운데 자살률 1위라고 한다. 특히 자살하는 노인이 근년 들어 급격하게 증가하고 있다고 한다. 필자 생각에는 무엇과도 바꿀 수 없을 만큼 고귀한 자기 인식을 가지게 된다면 이런 우울증은 오지 않는다. 고귀한 자기 인식은 자신에 대한 이해에서 생겨난다. 어떻게 하면 자신을 더 잘 알 수 있을까, 더 나아가 금과옥조 같은 자긍심이라는 자산을 비축할 수 있을까. 이를 찾는 방법이야말로 노화 대비의 첫걸음이 아닐까 한다. 내가 나를 모르면서 어떻게 미래를 준비할 것이며 현재의 문제에 대처해나갈 수 있는 것인가.

사회적인 문제

우리가 스스로 늙었음을 시인할 때는 육신이 변화했을 뿐만 아니라 사회 활동에서 손을 놓았다는 사실을 인식하는 순간일 것이다. 직장에서 상사로서 받아왔던 모든 대우와 존경이 어느 날 갑자기 사라진 것이다. 자신에 대한 진정한 존경으로 느껴온 모든 것이 사라지면서 노화가 더 가속화된다. 마음의 준비가 그만큼 덜 된 탓에 상처도 큰 것이다. "정승 집 개가 죽으면 문상을 가도 정승이 죽으면 문상을 안 간다"는 속담은 아주 적절하게 우리 사회에서 일어나고 있는 현상을 대변하고 있다. 톨스토이의 단편소설인 〈이반 일리치의 죽음〉은 한 인간이 결국 죽음에 이르는 삶의 여정을 보여준다. 우리가 지금까지 미처 생각지도 못했던 삶의 의미 그리고 인간 내면의 모습을 여실히 들여다볼 수 있다. 그 내용을 간략하게 살펴보자.

주인공 이반 일리치는 유능하고 친절하고 명랑하며 부모에게는 자랑스러운 아들로서 판사까지 되었다. 좋은 가문의 상냥하고 예쁜 여자와 결혼도 하고 매우 행복한 나날을 보낸다. 그러나 아내가 임신하면서 이유 없이 질투하고 사사건건 트집을 잡게 되면서 그는 가정을 족쇄처럼 느끼기 시작한다. 일을 핑계로 가능하면 가정을 멀리하며 자신의 관직을 더 사랑하게 되며 일에 몰두한다. 그러던 어느 날 이반 일리치는 불치의 병에 걸린다. 일리치는 절망에 빠지며 왜 자신이 죽어야 하는지 알 수 없었을뿐더러 죽음에는 어떤 의미가 있는지 이해할 수 없었다. 이미 그전에도 "모든 인간은 죽는다"는 사실을 알고 있었지만 그것은 자명하고 당연한 일이라고 생각했었고 "인간 일반이 아닌 자기 자신이 죽는다"는 사실은 진지하게 생각해본 일이 없었다. 그러나 이제 자신이 죽는다는 사실을 절감하면서도 이를 당연한 사실로 받아들일 수 없게 된다. 고통이 심해가고 죽음을 예감하면서 일리치는 죽음에 대한 공포와 함께 즐겁게 살고 있는 사람들에게 강한 질투와 분노를 느끼게 된다. 그러나 아무도 그를 진정으로 이해하려고 하지 않는다. 아니 죽음에 대해 모두들 자신의 일이 아니므로 알려고도 하지 않는다. 아내와 딸까지도 인사치레나 다름없는 안부만 묻고 여전히 자신들의 생활에 골몰해서 살아가며 심지어 그에 대해 심적 부담까지도 느끼게 된다.

그러는 가운데 일리치에게 위로가 되었던 사람은 집사인 농부 게라심뿐이었다. 항상 명랑하고 평온한 표정의 게라심은 성심으로 일리치를 돌보았다. 게라심은 아픈 사람의 기분을 상하게 하지 않기 위해서 삶의 기쁨을 억제하고 있었지만 얼굴에는 항상 기쁨이 빛나고 있었다. 다른 모든 사람들의 건강과 활력은 일리치에게 모욕감을 주었으나 게라심의 경우에는 오히려 평온하게 느껴졌다. 게라심은 일리치에게 이렇게 말한다. "누구나 언젠가는 죽고 말아요. 무엇 때문에 제 몸을 아끼겠습니까?" 게라심은 자기가 이렇게 죽어가는 사람을 정성껏 돌봐주면 언젠가 이런 처지에 놓인 자신을 다른 사람이 돌봐주리라 믿는 것 같았다. 일리치는 죽음을 목전에 두고 자신의 삶을 냉정히 돌아보면서 마침내 자신의 삶이 올바르지 못했다는 사실을 깨닫게 된다. 자신의 공직 생활, 삶 전체 그리고 추종했던 상류층의 관습과 사고방식 모두가 잘못되었다는 사실을 자각하게 된다. 그는 자신에게 주어진 삶을 허비해버렸다는 사실을 깨닫게 된다. 그리고 다음과 같이 독백한다.

지금까지 내내 나는 산을 오르고 있다고 생각했지만 사실은 산을 내려가고 있었다. 사람들의 눈에는 내가 산을 오르는 것처럼 보였겠지. 그러나 내 삶은 사실은 항상 발 아래로 미끄러져 내려가고 있었을 뿐이었다…… 그리고 벌써…… 죽음이야!

그는 자신의 삶을 돌아보고 참회하며 아내에게도 용서를 빈다. 가족들이 가엾다고 느꼈고 그들의 고통을 덜어주려고 노력한다. 이와 함께 고통과 죽음에 대한 공포는 사라지게 된다. 죽음 대신에 광명을 발견한다. 그는 영혼의 목소리가 '그래, 이제 죽음은 끝났다!'라고 말하는 것을 듣는다. 일리치가 죽었다는 말을 들었을 때 함께 근무했던 동료 판사들은 그의 자리가 공석이 됨에 따라 따르게 될 승진과 봉급 인상 등을 계산하기에 바빴다. 사람들은 "죽은 사람은 일리치지 나는 아니야"라고 생각하고 "그가 죽었을 뿐 나는 이렇게 살아 있다"는 사실에 안도감을 느낄 뿐이다.

이 짧은 이야기 속에는 삶과 죽음의 의미가 확연하게 함축되어 있다. 우리가 일상적으로 생각해온 삶의 가치 기준이 얼마나 어리석은 것인지를 주인공 이반 일리치는 죽음에 이르러서야 깨닫게 된다. 우리는 늘 잊은 채 살고 있거나 혹은 애써 외면하고픈 명백한 진리인, 죽음이란 누구에게나 차별 없이 아무 때나 찾아온다는 자명한 사실을 깨닫게 되는 것이다. 어쩌면 톨스토이는 주인공 이반 일리치처럼 우리는 마지막에 이르러서야 겨우 삶의 가치를 생각하고 죽음에 직면해서야 나도 죽을 수 있다는 사실을 비로소 깨닫게 된다는 메시지를 던져주고 싶었는지도 모르겠다. 여러분들은 〈이반 일리치의 죽음〉을 읽고 어떤 생각이 드는지 묻고 싶다. 마치 자신의 이야기 같다는 생각이 든다면 당신은 아직 희망이 있다. 적어도 이반 일리치처럼 인생의 막판에야 겨우 정신을 차리는 일은 없을 테니까. 다만 사는 동안에 이 교훈을 절대로 마음에서 놓아버려서는 안 된다.

필자가 이반 일리치 이야기를 소개하는 이유가 있다.

하나는, 여러분들이 무엇을 하면서 살든지 간에 항상 삶의 의미를 염두에 두어야 한다는 것이다. 또 하나는 생계를 위해서 열심히 일하되 반드시 한 가지를 장만해두어야 한다는 것이다. 바로 자신만의 공간이자 마음의 창고를 말한다. 삶의 의미를 생각한다는 것은 곧 자기 성찰을 한다는 뜻이다. 무엇을 하든지 방향을 짚고 가야 한다는 의미다. 예를 들자면 직장과 가정에서의 일과 관계에서, 지금 벌어지고 있는 일들이 혹은 앞으로 자신 때문에 벌어질 일들이 자신을 포함한 모두에게 어떤 영향을 미칠 것인가를 먼저 생각해야 한다. 만일 상대에게는 불이익을 안기고 자신에게는 달콤한 꿀처럼 혜택을 안겨주는 일이라면 절대로 해서는 안 된다. 왜냐하면 당장은 달콤하나 결국은 부메랑이 되어 본인에게 치명적인 타격으로 돌아오기 때문이다. 우리는 이런 일들을 거의 매일 뉴스를 통해서 보고 듣는다. 필자도 대학에서 어떤 기관의 수장의 위치에 있을 때 충분히 경험했던 일이다. 당시에는 달콤할지 모르나 나중에 엄청난 후회를 안기리라는 사실을 애써 외면하고픈 사람들이 이 사회에는 너무 많다. 이렇게 되면 이반 일리치처럼 죽음에 이르러서야 겨우 깨닫게 된다. 그러나 생각해보면 일리치처럼 참회를 하고 떠나는 것만 해도 아주 훌륭하다. 그렇지 않은 경우가 더 많지 않을까 한다. 그래서 매사에 자기 성찰이 필요하다는 것이다.

다음은 생계를 위해 무슨 일을 하더라도 본인 자신의 공간을 반드시 마련해야 한다고 했는데, 자신만의 공간이란 어떤 상황에 처해도 절대로 침해될 수 없는 영역을 말한다. 예를 들면 사랑하는 가족의 죽음, 자신이 의사로부터 전해 듣게 되는 시한부 인생 선고, 해고 통보나 파산같이 말할 수 없이 어려운 일을 당할지라도 곧바로 자신을 추스를 수 있는 내적인 힘의 공간을 의미한다. 말하자면 비밀스러운 공간이다. 마치 가족 모르게 준비해두었다가 요긴하게 쓰는 비자금 같은 것이다.

전임 3년차인 새내기였던 필자에게 세미나 참석을 위해 탑승한 전세버스 옆자리에 앉았던 유명한 노교수가 던진 질문은 지금도 기억에 생생하다. 내년이면 본인이 정년인데 무얼 했으면 좋겠냐는 거였다. 약학계열이었고 수장의 위치에 계신 분의 너무나 의외의 질문에 나는 갑자기 아득해오며 아무런 답도 할 수 없었다. 노교수의 질문이 이제야 절절하게 가슴에 와 닿는다. 그분은 육십 평생을 가족을 거느리며 연구와 가르치는 일만 해왔을 뿐 자신만의 공간이 전혀 없었던 것이다. 그러니 정년을 앞두고 무엇을 해야 할까를 고민할 수밖에 없었다.

우리는 오랫동안 머물렀던 직책에서 물러났을 때 주위 사람들의 반응을 보면서도 많은 감상에 젖게 된다. 필자는 자신만의 일을 위해 명퇴를 선언하며 그동안 지도교수로서 맡았던 대학원생들을 모두 이전 변경시키고 나서 주위 동료 교수들과 대학원생들의 다양한 반응을 볼 수 있었다. 이런 과정을 겪으면서, 나만의 공간이 없었다면 얼마나 서운했을까 하는 생각이 들며 다른 사람들이 겪었던 감정들을 이해할 수 있었던 것이다. 앞에서 예를 든 어느 가장의 집안 사정도 이와 똑같은 경우일 것이다. 지금까지 누려왔던 직책이나 건강의 커다란 변화로 인해 가족뿐 아니라 지금까지 관계를 맺으면서 살아왔던 사회 구성원들의 반응도 달라지는 것이다. 이럴 때 사람들은 흔히 인지상정이라고 한다. 이런 때를 대비해서 우리는 어떤 상황에 처하더라도 각자 든든하게 버틸 수 있는 비밀스러운 공간을 마련해야 한다. 그렇다면 어떻게 마련할 수 있을까, 이는 3부에서 논의할 것이다.

다시, 노인 세대가 되면 맞이하게 될 사회적 문제에 대해 더 생각해보자.

일반적으로 몇 살부터 노인이라고 부를 수 있을까. 요즘은 외모로만 나이를 가늠하기도 어렵다. 허약해서 병치레가 잦았던 사람은 그만큼 더 늙어 보일 테고 건강 상태가 양호해서 힘이 넘치는 사람은 나이보다 더 젊어 보일 것이다. 특히 오늘날과 같은 장수 시대에는 과연 어느 연령대를 노인으로 볼 것인가도 문제다. 요즘 경로당에서는 70대가 막내라고 한다. 노화란 출생과 더불어 진행되며 20세를 정점으로 해서 서서히 진행되는 것이라고 본다면, 연령별 노화 기준이 가장 기본적인 분류 기준이 된다. 건강 상태에 따른 생리 연령이나 심리 상태에 따른 심리 연령이 있을 수도 있지만 정확하게 '보건 연구정보센터'에서 발표한 노인 기준 연령을 참고해보기로 하자.

"노인을 규정하는 여러 개념이 있는데 크게 추상적 개념과 조작적 개념이 있다. 조작적 개념에는 개인의 지각에 따른 개념, 사회적 역할 상실에 의한 사회적 노인의 개념이 있으나 가장 많이 쓰이는 노인의 규정은 역연령chronological age에 의한 것이다. 역연령은 일정한 연령에 도달한 사람을 노인으로 정의하는데 이는 노인의 생리적, 사회적, 신체적, 심리적인 면과 노화의 여러 특성을 잘 반영할 수 있고 객관화시킬 수 있는 장점이 있다. 대부분의 산업사회에서는 65세를 노인 기준 연령으로 삼고 있는데 이는 철의 재상이라고 불리는 비스마르크 시대인 1889년 세계 최초로 제정된 독일의 노령연금법에서 노령연금의 수혜 자격으로 65세 이상으로 규정한 이후 통용되고 있다. 한국통계연감에서는 연령별 인구수 대분류 시 0~14세, 15~64세, 65세 이상 등 3단계로 분류하여 노인 기준 연령을 65세로 정하고 있으나 연령, 성 및 행정구역별 고령자 분류에서는 60세 이상, 60~64세, 65~69세 등 5년 간격으로 분류하여 최종 연령을 100세 이상으로 하고 있어 고령자 기준을 60세 이상으로 분류하고 있다."*

이 내용에 따르면 대략 60세가 넘으면 노인 세대에 들었다고 볼

---

* 노용균·유영훈, 〈국내 학회지의 연령 구분법과 노인 기준 연령〉, 《노인병 : 제2권 제1호 1998》(보건연구정보센터, 1998), 85쪽.

수 있다. 이 시기부터 정년을 맞이하거나 퇴직하게 되어 사회적 변화를 맞이하게 된다. 지금의 60대는 가부장적이면서도 가족을 위해 희생적인 삶을 살아온 세대이다. 그런데 갑자기 몇 십 년을 몸담아 온 일터에서 나와 보니 소득 감소라는 문제가 생기고 출퇴근을 반복하던 일상이 바뀌어 종일 아내나 가족과 함께해야 한다는 부담 아닌 부담이 생기게 된다. 또한 지금까지 해왔던 일 이외에 달리 할 줄 아는 일이 없다는 자괴감에 빠지기 쉬운 시기가 온 것이다. 심리 상태가 이렇다 보니 건강도 안 좋아지게 된다. 집에 있던 아내는 아내대로 몇 십 년간 익숙해진 일상이 하루아침에 달라져 남편과 똑같은 불편함이 생기게 된다. 이와 같이 노화에 따른 여러 가지 사회 변화는 당사자를 몹시 힘들게 한다. 더 나아가서 소득 감소와 건강 문제 그리고 시간을 활용하는 자신만의 노하우가 없다는 것이 근본 문제이다. 그래서 노인이 되면 텔레비전 보기와 라디오 듣기로 소일하는 경우가 가장 많으며, 다음으로 경로당이나 친구 만남, 종교 활동의 순서로 시간을 보낸다고 한다.

어떻게 하면 이런 무료한 시간 때우기 식의 삶에서 벗어날 수 있을까를 고민할 수밖에 없다. 당신에게도 곧 닥칠 미래의 모습이기 때문이다. 가는 시간을 어찌할 수 없다면 시간 속에 놓인 공간을 최대한 활용할 의지는 있어야 한다. 이제 정신과 육신의 노화에 대비하는 방법을 숙지해서 누구나 팔팔 구구의 삶을 만들어가야 할 것이다.

2장

노화 대비는 젊을 때부터

생리학에서 노화 과정은 사실 우리가 태어나면서부터, 아니, 태아기 때부터 진행된다고 한다. 우리 몸을 이루고 있는 수많은 세포들이 나고 죽고를 거듭하기 때문이다. 그런데 이 세포는, 우리 몸의 각 부위에 따라 다르지만, 일생에 평균 50회 정도 생성과 소멸이 되풀이되고 이후 생을 마감한다고 한다. 그러나 일반적으로 말할 때 노화란 성인이 된 다음부터 진행되는 과정이다. 요컨대 20대가 넘어가면서부터 눈에 띄게 변화하는 몸의 기능에서 예전과 다른 뭔가를 느끼기 시작한다. 돌멩이도 씹어 먹을 수 있을 정도의 왕성한 소화력과 식욕이 어느 사이 서서히 약해지고 전에 없던 가느다란 주름이 눈가에 보이기 시작하며 머리숱도 예전과 달리 적어지고 몸의 생리 기능도 확실하게 예전과 다른 상태임을 느낀다. 감기도 자주 걸리며 몸 여기저기에 특이한 증상이 생겨서 병원을 방문해야 하는 일이

잦아지면 당신은 이미 정상 노화의 단계로 접어든 것이다. 왜냐하면 면역력이 청년기 때와는 확연히 달라지고 있기 때문이다. 그런데 사람들은 노화라는 말을 듣기 싫어한다. 특히 누가 봐도 보기 좋은 30~40대 그리고 50대가 그렇다. 그러나 어쩌랴, 노화란 태어날 때부터 시작되는 과정인 것을. 외관상 젊고 건강해 보이나 몸속의 세포와 기관들은 노화가 한창 진행되고 있지만 본인은 인지하지 못하고 있을 뿐이다.

그런데 의학적으로는 노화를 두 가지로 구분하고 있다. 즉 정상 노화인가 아니면 일반 노화인가로 구분하는데, 정상 노화는 일차 노화primary aging라고 해서 시간이 지남에 따라 일어나는 보편적인 노화를 말한다고 한다. 여기에는 질병 및 환경적 영향은 포함되지 않는다. 요컨대 어린이의 성장이나 여성의 폐경 그리고 노인의 신장 기능 저하와 같이 시간이 지남에 따라 일어나는 몸의 변화를 말한다. 이에 반해서 일반 노화는 이차 노화secondary aging 혹은 병적인 노화pathological aging라고 해서 정상 노화 과정에 질병이 수반되는 노화를 의미한다.* 그러나 정상 노화와 일반 노화를 명확하게 구분하기는 쉽지 않다고 한다. 사람마다 개인별 차이가 있고 유전도 개입하기 때문일 것이다. 그런데 시간이 지남에 따라 나타나는 정상 노화에서는 순환기계, 내분비계 그리고 근골격계 등도 약해지면서 심장이나 혈

---

* 권인순, 〈노화 정의 및 분류〉,《대한의사협회지》(2006. 3.), 209쪽 ; 김홍범 〈노화와 관련된 질환 연구의 현황과 시사점〉, '과학기술 및 연구개발 사업 동향 브리프'(한국과학기술기획평가원, 2012-14), 14쪽.

압 이상 그리고 각종 호르몬 분비의 감소 및 관절 관련 질환 등이 일어난다. 그러면서 고령화에 따른 만성질환으로 진행되는 것이다. 노화로 인한 질병과 노쇠로 이어지는 과정을 보면, "신체 활동량 감소와 더불어 심리적 육체적 불안에 따른 여러 요소의 복합적 요인에 따라 노화가 발생하는 것이며, 이와 함께 노인성 질환의 발생 빈도도 증가"*한다는 것을 알 수 있다. 말하자면 나이가 들어감에 따라 체내 순환계와 내분비계의 활력이 감소하며 근골격계의 기능도 떨어지고 신체 활동량도 전처럼 활발하지 않은 데다 심리적으로도 불안하면 만성질환으로 이어지게 된다는 것이다. 김홍범 박사는 다음의 도표 (60쪽)로서 이런 증상의 상관성을 명확히 보여주고 있다.**

왜 노인이 되면 여기저기 아프고 만성질환이 생기는가를 확연하게 이해할 수 있을 것이다. 그렇다면 어떻게 준비해야 하는가.

노화 대비란 나이 들어서 비로소 하는 게 아니다. 젊을 때 젊음을 그대로 간직하도록 하는 것이 노화 대비의 첫걸음이다. 마치 성인이 되어 직장 생활을 하는 동안 수입이 생길 때 노후 준비를 위하여 열심히 저축을 하듯이 우리 몸도 건강할 때 부지런히 저축을 해두어야 하는 것이다. 혹자는 그럴 것이다. 아니, 한창 활발하게 가족 부양의 책임을 지고 생산적인 일을 하고 있으며 사회적으로 왕성하게 활동하는 사람이 노화 대비라니 말이 안 된다. 그렇다. 아마도 노

---

* 김홍범, 같은 글.
** 같은 자료, 15쪽.

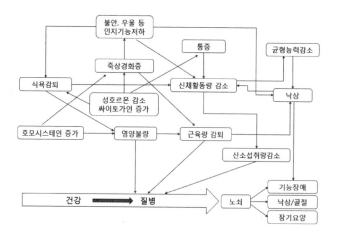

불안, 우울 등
인지기능저하

통증

균형능력감소

죽상경화증

신체활동량 감소

식욕감퇴

성호르몬 감소
싸이토카인 증가

낙상

호모시스테인 증가

영양불량

근육량 감퇴

산소섭취량감소

건강 ➡ 질병

노쇠

기능장애

낙상/골절

장기요양

고령층에서의 질병과 노쇠의 발생기전

화라는 단어가 아직 자신에게는 해당이 안 된다고 생각하거나 혹은
미처 깨닫지 못한 탓일 것이다. 평생 건강의 고마움을 모르다가 한
순간 병에 걸리면 그동안 몸에 소홀한 것을 깨달아 후회하듯이 말
이다. 그때 후회는 어쩌면 이미 늦은 것일지도 모른다. 노화도 마찬
가지다. 어느 순간 당신은 자신도 모르는 사이에 치매가 이미 진행
되고 있었다는 사실을 나중에야 인지하게 될 수도 있다. 치매는 후
회해도 되돌릴 수 없이 진행된다. 다만 약간 더디게 진행되도록 조
절할 수 있을 뿐이다. 나이가 들어가면서 당신은 근골격계 이상으로
관절에 문제가 생기고, 심혈관 장애가 오며, 면역력 이상으로 인해
대상포진에 걸리고 감기나 설사 등의 소소한 질병들이 쉴 사이 없이
찾아올 것이다. 이와 같은 수많은 질병들은 당신이 젊다고 지나치

게 외모 가꾸기에 전념하며 다이어트에만 신경 쓰다 오는 질병일 수도 있고, 건강을 자신한 나머지 몸을 함부로 굴려 초래된 질병일 수도 있다. 문제는 인식하지 못하고 있을 뿐이지 당신의 몸은 이미 노화가 진행되고 있다는 것이며 이런 질병들은 노화 과정을 더욱 가속화한다는 것이다. 그래서 결국 젊어서 고생하며 일군 재산이나 단란한 가족들을 뒤로한 채 삶의 무대에서 사라져야 할지도 모른다. 이런 예들을 우리는 주위에서 얼마든지 보고 듣게 된다. 그렇기 때문에 노화 대비에 정성을 기울여야만 한다.

마치 죽음에 대한 준비가 곧 현재 삶에 충실히 매진하는 것이듯 노화 준비는 곧 건강관리에 해당한다. 학자들은 노화와 질병의 연관관계를 밝히기가 쉽지 않다*고 한다. 즉 노화되었기 때문에 질병이 오느냐 아니면 질병은 노화와 상관없이 오느냐를 판단할 때, 양자의 경계가 명확하지 않다는 것이다. 그렇기도 하겠다. 요즘 젊은 나이에도 당뇨나 심혈관계 질환을 앓는 환자가 증가하고 있으며 젊은 치매 환자나 암 환자 숫자도 증가하고 있기 때문이다. 그러나 일반적으로 건강한 노인들에게서 나타나는 몸의 변화란 "심장은 약간 비대해지고 폐활량은 감소하며 신장 기능도 떨어지고 방광 용적도 줄어 조직 위축에 따른 요실금이 증가하며 시력과 청력이 떨어진다"**는 것이다. 그리고 임상에서 보이는 가장 현저한 노화의 양상을 나타내는

---

* 권인순, 〈노화 정의 및 분류〉, 《대한의사협회지》(2006. 3.).
** 같은 자료, 209~210쪽 요약.

질환들이 있는데, 바로 "관상동맥질환, 당뇨병, 고혈압, 암, 노인성치매, 관절염 그리고 골다공증"*이다. 그렇다면 이러한 노화 현상을 일으키는 결정적인 요인은 무엇인가. 노화의 직접 원인이 무엇인가에 대해 학계에서는 여러 설을 제기하고 있으나 공통된 의견은 노화를 명쾌하게 설명할 수 있는 단일 이론이 없다**는 것이다. 몸에서 일어나는 현상을 노화라고 규정하려면 우선, 몇 가지 요건이 누구에게나 예외 없이 일어나야 한다고 한다. 말하자면 인체 내부에서 발생해야지, 균에 의한 감염이나 독극물 사고 혹은 교통사고 같은 외부 요인에 의한 것은 아니어야 한다. 또 점진적으로 발생하고 진행되어야지 어느 날 갑자기 일어나는 것이 아니며 육체적·인지적 기능이 떨어지는 현상도 수반되어야***한다는 것이다.

그렇다면 누구에게나 예외없이 나타나는 원인들은 무엇일까.

노화의 여러 원인

첫째는 프로그램 이론이다. 노화와 수명은 이미 유전적으로 프로그램돼 있다는 것이다. 말하자면 노화 과정이 유전인자에 의해 철저하게 조절되고 통제된다는 것이다. 마치 유전자에 시계 기능이라

---

* 권인순, 〈노화 정의 및 분류〉,《대한의사협회지》(2006. 3.), 210쪽.
** 김광일, 같은 자료, 216쪽.
*** 정진호, 〈노화 3대 원인에서 젊어지는 길을 찾다〉, 앰프레스(2015. 9. 30.).

도 붙어 있는 것처럼 말이다. 그래서 앞 쪽 도표에서 보았듯이 평균 수명은 지속적으로 늘어나지만, "인간의 최대 수명maximal life-span은 큰 변화가 없다는 사실은 인간의 수명이 외부의 환경적 인자보다는 유전전 인자에 보다 많이 의존한다는 것을 시사한다"*라는 지적이 나온다. 장수하는 집안은 따로 있다는 옛 말도 바로 여기서 나왔을 것이다.

둘째는 생리적 이론이다. 생리적인 변화로는 우선 내분비 계통의 호르몬 감소를 들 수 있는데 이는 신진대사와 면역력 감소로 이어진다. 이런 일련의 과정들이 질병을 일으키고 이 질병들은 만성으로 이어지게 되니 노화가 더 가속화한다는 것이다. 그러나 앞에서도 말했듯이 과연 노화해서 질병이 오는가 아니면 질병 때문에 노화가 오는가의 경계선을 명확하게 밝혀 말하기는 어렵다**고 한다. 그렇지만 나이가 들어감에 따라 내분비계의 호르몬 감소가 온다는 것은 명백한 사실이므로 평소 개인의 건강관리에 따라 노화가 가속화되거나 지연될 수도 있는 것이다.

셋째는 산화 스트레스에 따른 세포 손상 요인이다. 산소를 매개로 한 개체의 대사 과정에서 생기는 활성산소free radical가 단백질, 세포막 그리고 DNA 같은 중요한 유전자 세포에 산화적 손상을 입혀서 질병으로 이어지고 이것이 노화를 진행시키는 주범이라는 것이

* 김광일, 앞의 자료, 217쪽.
** 권인순, 앞의 자료, 210쪽.

다. 풀어 설명하자면, 우리가 먹고 마시고 호흡함으로써 산소를 얻는 과정들을 통해서 유기물질이 합성된다. 이 유기물질은 다시 세포가 사용할 수 있는 에너지로 변환해야 하는데 그 세포 이름이 미토콘드리아이다. 미토콘드리아는 이것을 이산화탄소와 물 그리고 에너지로 변환해서 저장하는데, 이 에너지는 우리 몸에서 일어나는 모든 물질대사, 즉 우리가 생각하고 움직이는 등 살아가는 데 필요한 모든 활동에서 없어서는 안 될 중요한 기능을 수행하게 된다. 미토콘드리아는 에너지를 끊임없이 샘솟게 하는 샘물 같은 역할을 하는 세포인 것이다. 비유하자면, 마치 발전소가 돌아가야 전기를 얻듯이 이 세포가 제대로 작동해야 생물체가 숨을 쉬고 움직이는 에너지를 얻어 쓸 수 있기 때문에 미토콘드리아를 발전소라고도 한다. 그런데 이 중요한 세포가 손상을 입게 되면 몸에 이상이 생기기 시작한다. 왜냐하면 이 미토콘드리아는 DNA 복제도 하기 때문에 살아 있는 세포들을 지속적으로 재생하여 손상된 부위들이 생기면 새롭게 재생성을 해야 하는데 그러지 못할 뿐만 아니라 역으로 정상세포들을 마구 공격해서 질병을 일으키고 노화를 촉진한다는 것이다. 이렇게 미토콘드리아가 손상을 입게 되는 주된 이유는 우리가 섭취한 음식물이 전자 형태로 산소에 전달되고 에너지가 생성되는데, 이 전자를 받은 산소가 여러 화학 과정을 거쳐 안정된 상태인 물H_2O로 전환되지 못하고 불안정한 상태로 몸 여기저기로 자유롭게 돌아다니게 되기 때문이다. 이렇게 마음대로 돌아다닌다고 해서 활성산소라고 부른다. 이 활성산소는 자신이 불안정하기 때문에 안정된 다른 세포들을 무차별 공격하게 된다. 그래서 다른 세포 내의 유전자나 단백질 등과 반응하여 DNA 돌연변이를 일으켜서 암을 유발하거나 다른 정상세포들을 산화시켜 노화를 촉진한다는 것이다. 그러므로 이 활성산소가 체내에 많아지게 되면 우리 몸에 있는 암 억제 유전자(암 억제 단백질명 p53)의 돌연변이가 일어나서 기능 부전으로 암이 발병하고 염증 인자들도 증가한다는* 것이다. 활성산소는 대사 과정에서 노폐물을 만들어내는데 이 물질이 몸속에서 쌓여 피부에 침착되면 얼굴에 검버섯이 생겨나고 단백질 합성을 방해해서 에너지 수준을 저하시키니 면역력도 약해지고 근육 합성에도 지장을 주어 다리에 근육량이 감소해서 점점 가늘어지고 신진대사가 감소해 피부도 건조해지면서 주름이 늘어나는 것이다. 물론 우리가 살아서 먹고 숨쉬는 동안에는 활성산소가 몸에서 지속적으로 배출되고 있지만 나이가 들어감에 따라 몸에 축적되기 때문에 세포에 각종 손상을 일으키면서 노화가 빨리 진행된다는 얘기다.

노화가 태어나면서부터 진행된다는 점에는 이의가 없지만, 댄 벨스키 미국 듀크대학 교수팀은 954명을 대상으로 12년간 추적 조사를 진행한 끝에 노화는 26세부터 시작되며 신체 나이가 38세에 이르렀을 때 가장 빠르게 진행된다는 사실을 발견하고 그 결과를 '미국 국립과학원회보PNAS' 6일자에 발표했다.** 즉 38세 이전에는 신체

---

* 최인표, 〈활성산소와 암〉,《Hanyang Medical Reviews》(2013 : 33), 119쪽.
** 〈헉! 신체 노화 26세부터 시작〉,《동아사이언스》(2015. 7.).

나이가 1년에 한 살 정도 늘거나 아니면 사람에 따라 신체 나이가 전혀 늘지 않기도 해서 더 젊어 보이기도 하지만 일단, 신체 나이가 38세로 접어들면 노화 속도가 정점을 찍는다는 것이다. 그러다가 만 40세가 되면 다시 노화의 속도가 느려져 나이 한 살 먹을 때마다 신체 나이가 평균 1.2세 늘었다고 한다. 평소에 건강관리를 제대로 하지 않으면 이 나이부터 활성산소가 몸에 쌓이게 되는지도 모른다. 마지막으로 텔로미어telomere 이론이다. 텔로미어는 그리스어로 끝과 부분이라는 뜻인데 염색체 끝에 붙어 있다고 한다. 아래 그림처럼, 운동화 끈의 올이 풀리지 않게 보호 차원에서 플라스틱 재질로 양끝을 처리해놓은 것과 같다고 한다. 즉 특정 서열의 DNA가 여러 개 양쪽 끝에 붙어 있어서 우리 몸속에서 세포분열이 일어날 때마다 짧아지면서 세포 증식 때 유전자가 소실되는 것을 막아주는 역할을 한다. 사람의 수명이 얼마나 남았는가는 텔로미어를 세어보면 알 수 있다는 얘기다. 아무리 젊더라도 이 텔로미어의 길이가 짧으면 수명이

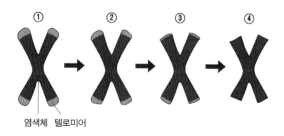

① ② ③ ④

염색체 텔로미어

텔로미어의 길이가 점점 짧아지는 모습

얼마 남지 않은 것이다. 텔로미어의 수가 길면 그만큼 더 오래 살 수 있는 것이요 짧다면 더 이상 세포분열을 할 여유가 없게 되므로 오래 살 수 없는 것이다. 그런데 텔로미어가 특정 시점에 도달하면 이미 다 소실되어 더 이상 짧아질 수 없는 한계점에 도달하게 되는데 그때부터 노화가 일어나기 시작한다. 이 세포분열에 관한 이론의 주인공인 텔로미어는 일종의 생체 타이머에 해당된다고 볼 수 있다. 이 연구로 엘리자베스 블랙번이 2009년 노벨생리의학상을 받아 이미 학계에서는 널리 알려져 있다. 근래에는 앞에서 설명한 네 가지 요인을 함께 고려해서 노화의 원인으로 보자는 의견도 나오고 있다. 어느 한 가지가 노화의 원인이라고 보기에는 미흡하다는 의미다. 참으로 설득력 있는 설명이 아닐 수 없다.

노화를 지연하는 방안

과학계에서는 노화를 지연하는 방안들을 찾기 위해 여러 연구 결과들을 내놓고 있다. 노화를 지연하는 방안은 관련 원인들을 퇴치하는 것일 터이다. 첫째로 언급한 것이, 인간의 수명은 이미 예정되어 있다는 프로그램 이론이었다. 학자들은 연구 끝에 결국 어느 유전자가 인간의 질병이나 노화에 관여하는지를 알게 되었다. 그런데 이 유전자의 유전정보가 손상되거나 돌연변이를 일으킬 경우 노화와 장수에 영향을 주게 된다. 유전정보가 손상되거나 돌연변이를 일으키는 원인은 다이옥신이나 수은, 납, 비소, 카드뮴 등의 중금속들을 체내에 흡입하거나 신체가 방사선에 노출된 경우를 들고 있다. 그렇다면 환경오염과 방사능 노출을 가능한 한 멀리하는 것이 노화를 지연시키는 요체일 것이다. 더불어 노화에 관여하는 독소들을 배출시키는 음식 섭취를 권하고 있다. 대표적인 성분으로 아연과 미네랄, 셀레늄 그리고 비타민 C와 E 등이다.

다음은 생리적 이론으로 제기된 내분비 계통의 호르몬 감소에 대처하는 것이다. 필자 생각으로는 일반인들도 할 수 있는 가장 효과적인 방법이 아닐까 한다. 다음 장들에서 제시할 필자의 방식도 결국에는 여기에 해당하지 않나 생각된다.

우선, 내분비계란 우리 몸에 있는 다른 장기들처럼 실체가 뚜렷한 것이 아니고 호르몬을 생성할 수 있는 선腺과 조직들로 이루어진 것이다. 말하자면 호르몬을 분비하는 샘이다. 예컨대, 뇌에 있는 시상하부와 뇌하수체 그리고 목 부위 갑상선과 부갑상선, 또 이자, 정소, 난소, 위와 장 그리고 간과 심장 등에 이 샘이 있는데 여기서 호르몬을 만들어 몸의 각 부위에 전달해 인체의 물질대사와 생식, 세포 증식을 하게 한다. 여기서 물질대사란 우리 몸을 항상 상황에 맞게 조절해주는 기능을 의미한다. 예컨대 체온과 혈압을 일정하게 유지시켜주고 음식을 먹으면 소화 작용을 도와서 포도당이 너무 많으면 줄여주고 너무 낮으면 높여주며 뼈에 있는 칼슘의 양을 조절해서 흡수하거나 방출케 한다. 그리고 밤에 수면을 잘 취할 수 있도록 도우며 생식과 세포의 성장을 책임져서 정자와 난자를 만들어 배란과 자궁 수축을 자극하고 출산하면 모유가 나올 수 있도록 하며 위와 장 등의 내부 장기들을 활성화시키기도 한다. 말하자면 인간이 생명을 유지하는 데 없어서는 안 될 물질 및 기관이 호르몬과 내분비계인 것이다.

각 내분비계의 샘에서 만들어진 호르몬은 필요한 곳으로 주로 혈류를 통해 긴 여행을 떠나 목적지에 도달하게 된다. 예를 들어, 뇌의 시상하부에서 분비되는 호르몬인 옥시토신은 자궁을 수축하고 모유 생산을 자극하는데 뇌에서부터 혈액을 타고 먼 자궁으로 이동하게 된다. 내분비계의 호르몬을 이해하면 자동으로 조절 작용을 하고 있는 인체의 신비에 절로 감탄하게 된다. 과식으로 인해 혈중 포도당 농도가 너무 많아지면 췌장에서 나오는 인슐린이란 호르몬이 그것을 적당히 줄여주고 반대로 포도당이 너무 부족하면 글루카곤이라는 호르몬이 혈중 포도당 농도를 높이는 것이다. 그런데 문제는 나이가 들어가면서 이 호르몬 생성에 문제가 생긴다는 것이다. 대표적으로 학계에서는 "남성호르몬과 여성호르몬 그리고 부신에서 나오는 호르몬인 DHEA, 성장호르몬 등의 네 가지 호르몬 감소가 노화에 영향을 준다는 것이다. 그러나 과연 노화 때문에 감소했는가 아니면 감소해서 노화했는가의 인과관계는 불명확하다"*고 한다.

어쨌거나 이들 호르몬들의 감소가 노화와 상관관계가 있다는 사실은 명백한 것 같다. 왜냐하면 DHEA라는 호르몬은 태어날 때는

---

* 김광일, 〈노화의 생물학적 원인〉, 《대한의사협회지》(2006. 3.), 217~218쪽.

혈중에 없으나 사춘기 전후로 급격하게 증가해서 최고조에 달하다가 70대에 이르면 10~20퍼센트 수준으로 떨어지며 여자보다는 남자가 더 적다고 한다. 이 호르몬은 면역력을 강화하고 항암 작용을 하며 자율면역계의 이상을 조절하며 동맥경화를 막고 혈압을 낮추어주는 등 심혈관계를 건강하게 하며 기억력이나 뼈의 골밀도, 인슐린 기능을 향상시키는 등 노화와 관련된 각종 질환의 예방에 관여한다고 한다. 신장 위 부신에서 생성되는데 이 호르몬의 양을 주사 등을 이용해서 인위적으로 늘리면 수명을 늘릴 수 있지 않을까 하여 실험한 결과 "득보다는 해가 더 많다는 결과"*를 얻었다고 한다. 그런데 여기서 독자들이 염두에 둘 만한 것은 남성호르몬과 여성호르몬 그리고 부신에서 생성된다는 DHEA와 성장호르몬이 모두 뇌의 시상하부에서 조절되고 생성된다는 것이다. 뇌의 역할이 노화에 그만큼 중요하다는 것을 알 수 있는 대목인데 뇌의 활성화에 노화 지연의 열쇠가 있지 않나 생각되는 내용이기도 하다.

셋째는 산화 스트레스에 따른 세포 손상을 어떻게 하면 최소화할 수 있는가이다. 일상생활에서 가장 실천하기 쉬운 방법인 것 같다. 결론적으로 말하면 식이 제한 요법이다. 다시 말해 소식하면 된다. 그 이유는 호흡이나 음식물 섭취의 대사 과정에서 나올 수밖에 없는 활성산소가 우리 몸의 세포들을 녹슬게 하는 산화작용을 하기 때문에 될수록 적게 먹어서 이를 최소화하자는 것이다. 활성산소

---

* 김광일, 〈노화의 생물학적 원인〉, 《대한의사협회지》(2006. 3.), 218쪽.

70   노화, 두려워할 필요는 없다

는 세포를 손상시키고 이것이 결국 노화로 이어지기 때문이다. 실제로 동물 실험에서 "30~50퍼센트 식이 칼로리를 제한한 결과 수명을 연장시켰다는 보고"가 있다. 또한 "식이제한 동물들은 연령별 사망률 저하와 당뇨, 심장병, 뇌의 퇴행성 질환, 암 등의 노화 관련 질환이 늦게 출현하며 적게 발생하는 것이 관찰되었다"*고 한다. 아무래도 음식물을 적게 섭취하면 활성산소가 적게 배출되기 때문이겠지만 더 중요하게는 제한된 양의 호르몬들을 낭비 없이 아껴 쓸 수 있기 때문일 것이다. 또한 활성산소 발생을 줄이거나 제거하기 위해서는 항산화 물질인 비타민 C와 E를 많이 섭취해야 한다고 한다. 하지만 이것도 약보다는 녹황색 채소와 과일 등의 음식물을 통해서 섭취하는 것이 효과적이라고 한다. 항산화물질을 투여한 동물 실험에서 수명이 30퍼센트 연장되고 동맥경화나 혈관 질환 등 노화 관련 질환의 발생이 감소하였음을 알 수 있었다**고 한다.

마지막으로 텔로미어 요법이다. 우리 몸의 세포는 무한정 분열하는 것이 아니라 일정 횟수 분열하고 나면 더 이상 분열하지 못한다. 세포의 끝에 붙어 있는 텔로미어란 것이 세포분열을 할 때마다 하나씩 사용되는데 일정 시점이 지나면 더는 쓸 수 없을 정도로 줄어들어 세포분열을 못하게 된다는 것이다. 그렇다면 텔로미어의 길이를 늘리거나 아니면 일정한 길이를 유지하도록 한다면 세포분열

---

* 권인순, 같은 자료, 213쪽.
** 김광일, 앞의 글, 218쪽.

에 문제가 없을 것이다. 실제로 미국의 연구팀*은 텔로미어의 길이를 늘릴 수 있는 효소인 텔로머라제telormerase의 재활성화를 통해 쥐의 조로증을 역전시킬 수 있다는 연구 결과를 발표하였다**고 한다. 반면에 텔로머라제가 결핍되도록 유전자 조작이 된 쥐는 빨리 늙었지만, 텔로머라제를 대체한 경우에는 다시 원상태로 회복되었다는 연구 결과에서 생명 연장의 가능성을 볼 수 있다고 한다. 이 연구가 실제로 인간에게도 성공적으로 적용될 수 있다면 머지않은 미래에 수명 연장의 꿈이 이루어질 수 있을 것이다.

지금까지 노화의 원인 그리고 노화를 지연하는 방안 등을 살펴보았는데 필자가 생각하기로 언젠가는 낭보가 들려올 듯하다. 노화 유전자를 찾아내서 줄기세포를 이용한 대체 기법도 성공할 수 있고 텔로미어를 길게 해주는 효소가 아무런 부작용 없이 인간에게도 적용되는 날이 올 것이라고 본다. 이제 장수의 길에 들어선 인간의 삶이 성공을 거두기 위해서는 어떤 조건들을 충족해야 하는가. 또 성공 노화란 무엇인가를 생각해볼 필요가 있다.

---

* 미국 다나-페이버연구소Dana-Faber Institute의 데피노Depinho 박사 연구팀.
** 권기선 〈노화 연구의 최신 동향〉, 스페셜 웹진 31호(생명공학정책연구센터, 2012). 11쪽.

성공 노화의 길

전 세계적으로 노인 인구가 증가하면서 어떻게 하면 건강한 노화, 즉 성공 노화를 이룰 것인가를 두고 동서양을 막론하고 관련 연구가 활발하게 진행되고 있다. 학자들은 우선 성공 노화에 대한 개념 정립, 성공 노화의 조건 및 방법 등을 연구하면서 결과물들을 내놓고 있다. 노인이 되면 정신도 육신도 퇴화된다는 반갑지 않은 논의가 많지만 한편으로는 노인만의 특징과 장점이 있음을 이 연구들은 잘 보여주고 있다.

고령화 시대를 맞이하여 노화에 대한 새로운 연구 분야가 생겨났는데 이를 신노년학new gerontology*이라고 한다. 신노년학은 '성공적 노화'나 '생산적 노화' 개념에 바탕을 둔 이론으로 "지금까지는 노인의 삶을 빈곤, 질병, 고독, 무위로 인식하던 것을 젊음의 유지와 건강에 대한 관심, 생산적 일을 하면서 배움에 열정을 가지고 자기 계발과 자기관리를 하는 삶으로 바꾸어놓았다"**고 한다. 그러고 보면 우리가 흔히 말하는 팔팔(88)하게 살다가 아흔아홉(99)에 죽는다는 표현이 바로 신노년학의 이론인 셈이다. 그렇다면 성공 노화란 과연

---

* 성기월, 〈한국 노인의 성공적 노화와 지혜와의 관련성〉, 《노인간호학회지》 제13권 제1호 (2011년 4월). 이 논문은 Rowe & Kahn(1998)의 글을 인용해서 설명하고 있다. Rowe & Kahn 에 대한 설명은 다음 주석 참조.
** 성혜영·조희선, 〈Rowe와 Kahn의 구성 요소를 활용한 성공적 노화 모델〉, 《한국노년학》 Vol. 26(2005), 105쪽.

어떤 의미인가. 학계에 따르면 성공 노화란 "과거와 현재를 수용하고 가까이 닥친 죽음을 받아들이며 동시에 삶의 의미나 목적을 잃지 않고 정신적으로 성숙해가는 심리적인 발달과정이며, 또한 신체적 정신적 질병과 관계없이 기능적으로 사회적 관계를 유지하며 살아가는 것"*을 말한다. 이 학술적인 문장을 한마디로 요약하자면, 결국 성공 노화란 과거와 현재를 편안하게 받아들이고 삶의 목표나 의미를 성숙하게 성찰하면서 다가올 죽음도 담담하게 맞고 일정한 사회 관계를 맺으며 살아가는 삶이라 할 수 있다. 이 개념에 의하면 정신이나 육신의 질병에는 아랑곳하지 않는 초연한 삶의 자세를 유지해야 하는 것처럼 보인다. 하지만 어떻게 이럴 수 있을까.

그래서 미국의 몇몇 학자들(Rowe와 Kahn)**은 한층 더 보강된 연구를 시작했는데 이유는 세 가지다. "첫째, 성공적으로 노화한다는 것이 과연 어떠한 의미인지, 둘째 성공적으로 노화하기 위해 가장 중요한 생애 과업은 무엇인지, 셋째 사람들이 성공적으로 노화할 수 있도록 미국 사회는 어떻게 변화해야 하는지를 밝히기 위한 것이었다." 그리하여 로와 칸은 다음의 세 가지 결론에 도달했다. 즉 "성공적 노화를 위한 세 가지 이론적 요소가 '질병과 장애의 부재 및 그 위

---

* 오두남, 〈노인의 성공 노화 구조 모형―선택 최적화 보상 전략을 중심으로〉, 《대한간호학회지》 제42권 제3호(2012년 6월), 313쪽.
** 대표적으로 미국의 Rowe와 Khan은 맥아더 재단으로부터 연구비를 지원받아 의학, 신경학, 심리학, 사회학, 병리학 분야의 학자들과 1984년부터 약 7년간 신노년학의 개념에 기초하여 노화와 관련된 연구를 진행하였다. 인용 부분 출처는 성혜영·조희선, 〈Rowe와 Kahn의 구성 요소를 활용한 성공적 노화 모델〉, 《한국노년학》 Vol. 26(2005), 105쪽.

험 요소가 없는 것', '높은 신체적 인지적 기능 유지', '적극적 인생 참여'"라는 것이다. 요컨대 육신과 정신의 건강인데 앞서 말한 성공 노화의 개념에서 빠진 부분이다. 삶에서 육신과 정신의 건강을 제외한다면 어떤 조건을 갖추어도 성공적인 노화라고 볼 수는 없을 터다. 거기에 하나 더 추가한 것이 사회 활동성이다. 신체적 기능의 원활함과 사회 활동성이 성공 노화의 기준이라는 얘기다. 그런데 심신이 건강하고 사회 활동성만 활발하면 성공한 노화의 길을 가고 있다고 인정할 수 있을까? 독자 여러분은 어떻게 생각하는지 묻고 싶다. 필자도 노인의 단계에 들어섰지만 이 세 가지만 가지고는 행복하다고 할 수 없을 것 같다.

그런데 학계에서도 이 이론에 한계가 있다고 보고 새로운 내용을 제시한다. 즉 선택적 최적화 모형The Model of Selective Optimization with Compensation, SOC'*이라는 모델이다. 줄여서 SOC 전략이라고도 하는데 이 이론은 "선택, 최적화, 보상이라는 세 가지 생애 관리 전략으로 구성"된다. 상세하게 살펴보면, "선택이란 나이듦에 따라 쇠퇴 및 감소분이 증가하므로 개인이 수행할 수 있는 영역만 선택적으로 남겨놓고 다른 영역은 무시하는 것을 말한다". 또 "최적화란 노인들이 보존하고 있는 능력들을 선택한 다음 그것을 충분히 증대시키는 것을 의미하는데, 양적 질적 측면 모두에서 노인들이 선택한 것을 극대화하는 노력을 말한다". 말하자면 개인이 할 수 없는 것은 놔두고 대신

---

* 오두남, 앞의 자료, 312쪽.

잘할 수 있는 것에만 집중한다는 뜻이다. 또한 "보상이란 생물학적, 사회적, 인지적 기능의 상실이 일어났을 때, 어떠한 학습이나 보조 기구, 외부적 도움, 심리적 보상기제 등으로 상실을 보완하는 것을 말한다".* 다시 말해 앞에서 본 이론(Rowe와 Kahn)인 심신의 건강이나 사회 활동성 등을 바탕으로 삼고 인간의 심리 인지 능력 그리고 정서적인 상태 등을 더 고려해서 전략적으로 중점 간호를 해야 한다는 것이다. 이러한 SOC 가설 모형을 구축하고 검증한 이들은 다음과 같은 결과를 얻었다고 한다.

> 본 연구 결과 노인의 성공 노화는 기능적 건강 상태의 직접 영향과 SOC 전략을 매개로 한 정서적 건강 상태의 영향을 받는 것으로 나타났다. 기능적 건강 상태는 성공 노화에 유의한 직접 효과를 주어, 노인의 기능적 건강 상태가 좋을수록 성공 노화 수준은 높게 나타났다. 그리고 정서적 건강 상태는 SOC 전략을 매개로 성공 노화에 유의한 간접 효과를 주어, 노인의 정서적 건강 상태가 좋을수록 SOC 전략 수준이 높게 나타났고, SOC 전략 수준이 높을수록 성공 노화 수준은 높아지는 것으로 나타났다. 본 연구 결과를 기반으로 노인의 성공 노화를 위해서는 노인의 기능적 건강 상태를 증진하기 위한 건강관리 중재뿐 아니라 성공 노화의 매개 요인으로 작용하는

---

* 오두남, 〈노인의 성공 노화 구조 모형—선택 최적화 보상 전략을 중심으로〉,《대한간호학회지》제42권 제3호(2012년 6월), 312쪽.

SOC 전략을 향상시키기 위한 전략 강화 중재를 개발하여 제공하여야 할 것이다.*

    요약하자면, 심신의 건강이 성공 노화의 직접 효과이며 정서적 건강 상태는 간접 효과를 준다는 것이다. 그러나 정서적 건강 상태인 간접 효과가 높아질수록 성공 노화 수준이 그만큼 높아진다. 인간이 자신의 육신보다 더 중요하게 여기는 것이 어떤 가치라고 본다면 정서적인 요건은 이 가치의 기준을 무한대로 증대시킬 수 있는 것이다. 말하자면 인간만이 가질 수 있는 능력이다. 그동안은 신체 기능이나 사회활동 유지에 중점을 두어 성공 모델을 생각했으나 이것이 미흡하다고 보아 제시한 것이 바로 SOC 전략이라면, 여기에도 노화 과정의 전반적인 발달에서 나타나는 긍정적인 측면이 누락돼 있지 않나 하고 학자들은 생각하기 시작하였다.

    그리하여 노화 과정에서 나타나는 긍정적 측면에 대한 연구가 진행되었다. 사실, 행복한 노후라고 하면 건강한 신체와 정신 그리고 재정 여유가 전부라고 생각하기 쉬운데 이 경우 노화란 그냥 '의미 없이 살아가는 한 과정'이라는 비참한 생각으로 기울 수 있다. 그러므로 노화 과정에서 생성될 수 있는 아니, 긴 삶의 여정에서 키워낼 수 있는 긍정적인 의미를 찾지 않으면 안 된다. 한데 이를 간과하지 않고 내놓은 연구가 노화의 긍정적인 측면에 집중한 것이다. 즉

---

* 같은 자료, 318쪽.

'삶의 지혜'라는 요건을 추가해야 한다는 것이다. 관련 설명들을 성기월 교수의 논문*을 통해 보기로 하자.

　노인학을 연구하는 학자들은 노화 과정이 만성질환이나 인지 기능 저하와 우울증 등에 압도되는 부정적인 시기만은 아닐 것이며 나이 들어감에 따라 지혜와 인내, 참을성이 생겨나 타인을 더 수용할 수 있는 능력도 생겨나기 때문에 인지 기능 저하나 감각 기능의 퇴화 같은 국면도 확실히 존재하지만 '삶의 지혜'와 같이 점차 늘어나는 발달 측면도 분명히 존재한다**고 본다. 지혜로운 사람들은 삶의 문제를 긍정적으로 바라볼 수 있으며 현실을 수용할 수 있는 능력도 탁월하기 때문에 삶에 만족한다는 것이다. 이 말은 역으로 지혜가 없다면 문제를 바라보고 수용하는 능력이 부족하기 때문에 삶에 만족하지 못할 것이요, 삶에 만족하지 못하므로 역시 행복할 수 없다는 뜻이다. 그렇다면 성 교수는 "지혜가 노년기 삶의 어려움을 극복하는 데 도움이 되고, 삶의 만족에 영향을 준다면 노인에서 성공적 노화와 지혜의 관련성을 파악하여 노인기의 삶의 변화에 긍정적으로 처하는 전략을 세울 필요가 있다"***는 가설을 세워 연구를 진행하였다.

　즉 "지혜는 인생의 도전과 문제들에 대하여 통합적이고 전체적

* 성기월, 〈한국 노인의 성공적 노화와 지혜와의 관련성〉,《노인간호학회지》제13권 제1호 (2011년 4월).
** 같은 글, 49쪽.
*** 같은 글.

인 접근을 가능하게 한다"*는 것이다. 참으로 공감이 되는 말이 아닐 수 없다. 노인의 멋스러움은 바로 지혜에 있지 않은가. 그렇다면 지혜라는 추상명사를 어떻게 적용할 수 있을까? 학자들은 실용적인 지혜 척도Practical Wisdom Scale, PWS를 다음과 같이 분류했다. "지혜는 리더십, 주도성, 공감, 생산성과 관련이 있다"고 한다. 또한 "초월적 지혜 척도Transcendent Wisdom Rating, TWR로 측정한 지혜는 경험에 대한 개방성, 직관, 생산성과 관련이 있다고 하였다". 그러니까 지혜를 평가하는 척도에는 리더십이 포함되며 또한 일을 이끌어나갈 수 있는 주도성, 타인의 행과 불행에 대한 공감 능력 그리고 일상에서 생산적인 일을 해낼 수 있는 능력 등을 얼마나 가지고 있는가의 항목이 추가된다는 것이다. 초월적 지혜 척도에는 직관력을 추가하고 있다. 그런데 이 지혜의 발달 개념도 동서양이 다르다. 서양에서는 "논리와 정확성에 의한 정규 훈련, 바른 품행 양식에 의한 부모의 훈육, 진리에 대한 충실이 지혜를 발달시키는 경로"라고 한다. "그리고 지혜는 지식의 전문성을 통해 표현된다"**고 한다. 반면에, 동양적 가르침에서 "지혜는 명상과 지혜로운 나이 든 사람들과 스승 들을 직접적으로 관찰하는 것으로부터 얻어진다고 믿는다".*** 그러나 우리나

---

* 이 내용은 Baltes, Gl ck, & Kunzmann, 2002 ; Baltes & Staudinger, 2000 ; Kunzmann & Baltes, 2003의 주장을 성기월 논문에서 인용한 것임. 같은 글, 49쪽.

** Baltes(2000), Kunzmann 재인용 ; 성기월, 같은 자료.

*** 성기월, 〈한국 노인의 성공적 노화와 지혜와의 관련성〉, 《노인간호학회지》 제13권 제1호 (2011년 4월), 49쪽.

라에서 노년기의 지혜에 관한 연구에서는 '공감적 정서', '자기 성찰' 그리고 '인생 극복 경험'을 언급하고 있다*고 한다.

본 연구의 결과를 종합하면, 노년의 성숙은 지혜와 높은 상관관계가 있으며, 지혜는 종종 성공적인 인간 발전의 정점으로 간주된다. 이러한 이유는 지혜가 자아 보전 및 완성, 판단 및 인간관계 기술, 그리고 인생의 이해와 같은 긍정적인 특질로 구성되기 때문이라는 것이다. 게다가, 지혜는 나이듦에 따라 쇠퇴하기보다 더 활성화되는 개인적인 힘이라고 볼 수 있다**고 한다. 마지막으로 논문은 현재까지는 지혜의 결정 요인과 효과에 관한 보고가 미흡하며 추후 연구가 필요하다는 결론을 맺고 있다.

지금까지 우리는 노화 전반에 걸쳐 숙고해왔다.

인간이 늙어감을 두고 무엇이 문제인지, 원인은 무엇이며 육신과 정신에 어떤 변화가 오는지, 또 사회 환경은 어떻게 변화하는지 등을 하나하나 짚어보았다. 역시 늙는 것은 인간의 힘으로 어찌할 수 없는 자연스러운 현상이나 이런 과정에서 인간만이 획득할 수 있는 최고의 보물이 지혜라는 데 초점을 맞추면서 이것이야말로 성공

---

* 성기월, 〈한국 노인의 성공적 노화와 지혜와의 관련성〉, 《노인간호학회지》 제13권 제1호 (2011년 456쪽 참조. 국외 연구에서 지혜에 영향을 미치는 요인으로는 연령(Staudinger, Maciel, Smith, & Baltes, 1998), 성별(Orwoll & Perlmutter, 1990), 교육 정도(Orwoll & Perlmutter, 1990)가 보고되었으며 국내 연구에서는 자기 조절(Kim, 2008)이 보고되었다.
** 앞의 자료, 56쪽.

노화의 관건이라는 점을 학계의 연구를 통해서 알 수 있었다. 그러나 필자는 이 방식에도 크게 동의하지 못하는 부분이 있다. 말하자면 지혜에 중요한 것 하나가 더해져야 한다는 것이다.

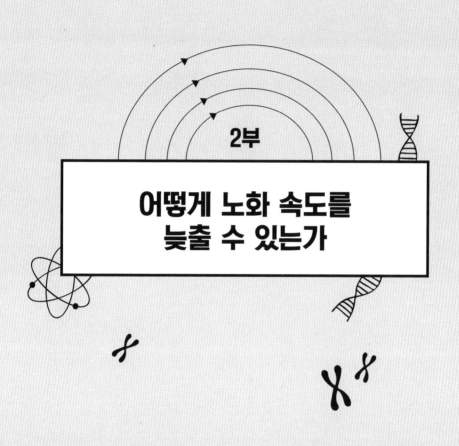

2부

어떻게 노화 속도를
늦출 수 있는가

3장

몸에 대한 동서양의 시각

인간의 질병을 치유하는 의학은 접근 방법에 있어 동양과 서양이 많은 차이를 보이고 있다. 서양 의학은 인체를 구조와 기능의 측면에서 보는 분석적인 접근 방식을 택했고 동양 의학은 환자의 과거 병력을 비롯해서 어떤 경로로 현재 증상이 발현되었는가 등을 살핀다. 그래서 서양 의학은 과학적이고 국부적이며 대응적이고 실험적이라면, 동양 의학은 철학적이고 전체적이며 대증적이고 이론적이다. 처방 양식도 서양이 외과적 수술과 화학 약재 중심이라면 동양은 내과적 처방과 자연 약재 중심이다. 이러한 동서양의 차이점은 인간을 보는 관점 자체가 다른 데 기인한다. 서양은 인간의 몸을 하나의 단위체로 놓고 분석하고 있다면, 동양은 인간을 하나의 단위체로만 보는 것이 아니라 우주와 연결 지어 설명하기 때문이다. 즉 살아 있는 모든 유기체가 하나의 단위로 연결되어 있다고 보는 것이다.

동서양 문화는 인간의 몸에 대한 개념뿐 아니라 시간을 보는 관점에서도 큰 차이를 보인다. 서양에서는 예수 탄생을 기점으로 한다거나 빅뱅으로부터 시간이 비롯되었다는 명확한 출발점이 있다. 한마디로 직선 방식의 사유 구조이다. 반면 동양은 무시이래無始以來, 즉 시점이 정해지지 않았다고 보는 순환적인 사유 방식에 근거를 둔다. 시간의 출발점이 있다면 종점도 있게 마련이지만 동양처럼 시점이 없다면 종점도 없게 된다. 왜냐하면 돌고 도는 순환의 원리에 기초하기 때문이다. 둥근 원처럼 지속적인 순환의 과정에는 출발점이 따로 지정될 수 없으며 끝날 수도 없기 때문이다. 동양에서는 시간의 개념만이 아니라 공간의 개념도 우주와 궤를 함께 해서 설명한다. 인간 자체만으로는 의미가 없고 우주 자연의 공간과 더불어 사유할 때 의미가 있다는 것이다.

인간이 몸담고 있는 지구라는 행성의 공간은 다른 행성들과 연관 지어 고찰할 때 의미를 찾을 수 있기 때문이다. 예컨대 중국에서는 인간과 우주의 관계 내지 분류를 양陽과 음陰이라는 거대한 카테고리로 설명하고 있으며, 인도에서는 우주를 브라만Brahman, 大我이라는 큰 자아로 그리고 인간은 아트만Atman, 我이라는 작은 자아로 칭하며 우주와 인간을 하나의 통일된 범주로 묶어 명칭을 정해 설명하고 있다. 말하자면 양과 음 그리고 브라만과 아트만이라는 범주는 우주와 인간의 관계성에 대한 통칭인 것이다. 남자와 여자, 밝음과 어둠, 태양과 달, 하늘과 땅의 관계가 모두 양과 음이라는 범주로 묶이고 상보 관계에 있다는 것이다. 상보 관계란 상대방이 있음으로써 내가 있을 수 있기에 우주에 존재하는 모든 것이 홀로 독자적으로 존재할 수 없다는 의미다. 우주를 브라만으로 인간을 아트만으로 보는 인도에서도 우주와 인간의 관계는 상보적이라고 본다. 왜냐하면, 우주는 큰 자아이기 때문에 개별 인간의 자아는 이 큰 자아와 합일을 이루어야 비로소 관계를 완성할 수 있다고 보기 때문이다. 이 완성을 인도에서는 해탈이라고 부른다. 즉 완전한 인간을 의미한다. 동양에서 이 상보 관계를 완성시키는 것은 직접 체험, 그러니까 서양처럼 사유만 하는 철학이 아니라 명상이나 요가처럼 직접 체험을 통해서만 얻을 수 있다. 그러니까 동양의 핵심 가치는 경험이 그리고 삶이 중심이 된다는 얘기다. 이렇게 될 때 인간은 우주와 자신을 제대로 바라볼 수 있는 시각인 정각正覺에 이른다. 요약하자면, 동양에서 바라보는 인간 존재는 반드시 우주와 상보 관계 속에서 이해해야 한다. 우주 자연을 인간 존재와 함께 연관 지어 이해하지 않으면 인간도 우주도 무의미하다고 보는 것이다. 그런데 이 관계성의 성격을 규정짓는 방식이 아주 다양하다. 조금 더 보기로 하자.

우주와 인간의 상보 관계는 중국과 인도에서 서로 다른 패턴으로 설명되고 있는데, 어떤 방식의 상보 관계냐에 따라 내용과 성격이 달라진다. 유교는 인간이 거대한 우주의 원리를 닮아가야 한다는 식으로 상보 관계의 성격을 정립하고 있다. 말하자면 나약한 인간은 거대한 우주 자연이 한결같은 정성으로 보여주는 이치인, 씨를 뿌리면 싹이 트고 결실을 맺으며 이 결실은 결코 섞이지 않는다는 원형이정元亨利貞의 원리를 닮아야 한다는 것이다. 자연을 닮기 위해서 인간은 어질고 의롭고 예의 바르며 지혜로워야 한다는 인의예지仁義禮智의 길을 제시하고 있다. 또한 유교는 인간 사회의 관계성을 중시하기 때문에 가족과 친구의 이상적인 관계 설정이라든지 임금과 신하의 이상적인 모델을 제시하는 등의 삼강오륜三綱五倫이 나오게 된다.

반면에 도가철학에서는 아예 우주와 하나가 되어야 올바른 관계가 정립된다는 원리를 내세운다. 우리가 시간과 공간의 제약 속에서 산다는 것은, 사는 동안에 병이 들면 아프고 시간이 지나면 늙고 때가 되면 죽어야 하는 숙명을 안고 살아야 한다는 뜻이기 때문이다. 따라서 도가道家에서는 이러한 경험적 한계 속에 살고 있는 인간의 운명을 벗어나 영원히 살 수 있는 길을 제시한다. 그 세계가 바로 도道인 것이다. 도는 우주 자연과 만물이 존재할 수 있는 근거로서 오직 도가 있기 때문에 이 세계가 운영된다. 말하자면 도는 우주 만물의 주재자이다. 그런 도의 세계에 이르는 이런 존재, 즉 신선은 수련을 통해서만 될 수 있는데, 신선이란 도와 합일한 자를 의미한다. 이 세상의 세속적인 삶과는 무관한 신선은 무병장수자의 상징으로 표현되고 있다.

그러므로 정리하자면, 중국에서 유가의 가르침은 인간이 우주 자연과 닮아야 한다는 점을 강조하며, 도가의 가르침은 자연과 합일해서 영원히 살 수 있는 신선이 되는 길을 제시했다. 유가가 인간 사회의 삶을 중시했다면 도가는 개인의 수련을 중시해서 무병장수의 꿈을 실현하는 이상을 보여주었던 것이다. 그러나 인도에서는 우주를 움직이게 하는 기본 원리를 브라만Brahman, 梵으로 인간의 참 자아는 아트만Atman, 我으로 상정하고 있는데 인간의 참자아인 아트만은 우주의 큰 자아인 브라만과 합일을 이루어야 비로소 완성되는 것이라고 한다. 즉 범아일여梵我一如가 실현되는 것이다. 그런데 이렇게 합일하려면 끊임없이 일어나는 망상과 업력으로부터 자유로워야 한다. 망상과 업력을 완전히 차단한 다음에 이 고통스러운 세상에서 벗어나 영원한 안락의 세계로 들어가는 해탈을 이루어야 우주의 대자아와 나라는 자아가 완성을 이루게 된다는 것이다.

이와 같이 동양사상의 핵심은 어떤 형식이든 반드시 우주 자연과 관계를 맺어야 의미가 있고 가치가 있다는 것이다. 인간이라는 나약한 존재는 상보 관계를 통해서만 가치를 드러낼 수 있다는 동양철학의 가르침에 참으로 감탄할 수밖에 없다. 이런 가르침이 없다면 인간은 살아가면서 자칫 허망의 늪에 빠질 수 있기 때문이다. 잘 먹고 잘 입고 장수한다고 해도 더 큰 가치가 우리에게 주어지지 않으면 도대체 무슨 의미가 있을까. 선인들이 일상을 초월한 가치를 알려주었기에 우리는 아름다운 완성을 향해 희망과 꿈을 안고 내달릴 수가 있는 것이다. 인도인들은 이러한 완성의 가치를, 철학적이거나 종교적인 가르침을 주는 데 그치지 않고, 생활 속에서 실천할 규범으로 만들어놓았었다. 인도 고전에는 고대 인도인들의 삶의 규범을 체계적으로 제정해놓은 마누법전*이 있다. 여기에는 인간이 어떻게

---

* 마누법전Manava-dharma-sastra은 기원전 200년~기원후 100년경에 서술된 것으로 알려지며, 당시 마우리아 왕조 이후의 복잡한 사회적, 종교적 환경 속에서 인도 바라문 계급의 대응책으로 나온 문헌으로 알려진다.

살아야 하는가를 다음과 같이 설명하고 있다.

　마누법전에는 인간 삶의 주기를 4기로 나누어 해당 주기를 어떻게 살아야 하는가를 가르치고 있다. 첫째는 학습기學習期다. 태어나서 청년기까지 열심히 고전을 배우고 익혀서 지혜의 길이 무엇인가를 공부하는 시기이다. 지금으로 보면 태어나서부터 대학을 졸업하기까지를 의미한다고 볼 수 있다. 둘째는 가주기家住期다. 결혼을 해서 일가를 이루어 가정과 사회에 의무를 다하고 자손도 번성하게 해서 인간으로 태어난 삶의 도리를 다하는 시기다. 지금으로 보면 50대로 들어선 시기가 될 것 같다. 셋째는 임서기林棲期다. 자손들에 의해 어느 정도 가정이 안정되고 가정경제도 자식이 꾸려나갈 수 있을 만큼 안정되면 가장은 인간의 최고 가치를 실현하기 위해 우주와 하나가 되고자 하는 요가 수행에 전념해야 한다. 그러므로 집보다는 숲속에서 보내는 시간이 많은 시기이다. 아마도 50대 후반부터 60대까지를 꼽을 수 있을 것이다. 마지막으로 넷째는 유행기遊行期이다. 이제 가장이 없어도 집안은 자식이 충분히 꾸려갈 수 있고 자손들도 자력으로 생활할 수 있게 되면 가장은 아예 집을 나와서 세속 삶의 연결고리를 끊고 수행의 여정을 즐기며 우주의 근원인 절대자와의 합일을 추구하러 수도인의 길로 들어서게 된다. 즉 브라만과 아트만의 합일을 위한 여정으로 들어가는 것이다. 60대 후반부터 죽음을 맞이할 때까지를 의미한다.

　이때 행하는 수행이 바로 우주와 하나가 되려는 요가인 것이다. 인간사에서 할 일을 다 했으므로 이제는 마지막 의무인 우주와 하나 되는 수행으로 들어가는 것이다. 인도인의 인생 4주기를 현 시대에 적용하여 나이를 추정하기는 쉽지 않다. 왜냐하면 결혼의 필요성을 못 느끼는 독신 남녀가 늘고 취업난으로 인해 독립할 시기가 된 자녀를 지속적으로 지원해주어야 하는 상황이기 때문이다. 무엇보다도 고전적인 가족 개념이 서서히 무너지고 있다. 미래에는 부부와 자녀로 이루어진 전통 가족 개념은 아주 희귀해질지도 모른다. 대신에 결혼의 필요성을 못 느껴서 혼자 사는 독신 남녀와 인공수정으로 태어난 아이를 아빠 없이 혼자 키우는 싱글 맘 또는 엄마 없이 아이를 혼자 키우는 싱글 대디들이 점점 증가할 것이다. 또 동성결혼도 점차 증가 추세에 있어 이미 서양에서는 이 제도가 합법화되는 실정이니 전통 가족의 개념 자체를 수정해야 할 날도 머지않은 듯하다.

그럼에도 불구하고 인도인의 인생 4기에서 눈여겨볼 대목이 있다. 그들이 규정한 삶의 주기가 의미하는 바는 과연 무엇인가. 인간의 삶이 단 한 번뿐인 일회성 사건이 아니라 끝없는 윤회 속에서 나고 죽는 일이 순환 반복되는 사건이라는 인도의 종교적·철학적 관점에서 본다면 인간은 항상 다음 또 다음을 준비하면서 살아가야 한다. 그들은 이러한 삶의 규범을 제시한 게 아닐까? 이렇게 본다면 넷째 삶의 단계는 바로 최상의 가치 실현을 위한 노력을 통해 다음 생을 준비하는 단계일 것이다. 다음 생을 위한 준비란 직선적인 서양의 사유 구조가 아닌 반복 순환적인 동양적 사유로 보아 너무나 당연하기 때문이다.

마누법전에서는 인생의 매 시기 반드시 해내야 할 의무와 도리가 있음을 말해주고 있다. 바로 이 대목에서 우리는 인도인들의 삶의 지혜를 엿보게 된다. 요컨대 인간으로 태어난 이상 현실적인 인간의 도리와 의무에도 충실해야 하지만 우주와 하나가 되어 큰 자아를 실현하는 인간 본연의 가치를 실현하는 일을 게을리해선 안 된다. 인간이 살아가면서 지켜야 될 이 두 가지 덕목은 바로 다음 생으로 연결되는 순환의 원리에도 부응하기에 몇 천 년이 흐른 지금도 인도인의 인생 4주기라는 철학은 진한 감동을 안겨준다.

어떤 독자들은 죽음 다음의 생 같은 인도적인 가치관은 추호도 생각해본 일도 없고 더구나 믿고 싶지도 않을지도 모른다. 그럴 수도 있다. 그러나 동양의 고전 메시지는 몇몇 사람들에게만 의미가 있는 가르침이 결코 아니다. 인간은 태어나면서부터 죽을 때까지 끊임없이 스스로 삶의 의미를 찾으면서 스스로 준비하고 열매를 거두는 데 온갖 노력을 기울여나가는 데서 자신만의 삶의 의미를 구축할 수 있기 때문이다.

정리하자면, 동양에서 인간을 보는 관점에는 몇 가지 공통점이 있음을 알 수 있다. 첫째, 우리 인간은 인간 자신만으로는 참으로 불완전한 존재이다. 둘째, 그러므로 인간 존재는 우주와의 상호 연관성 속에서 비로소 완전해질 수 있다. 셋째, 그렇기 때문에 우주와 인간의 상호 연관성 속에서 어떻게 관계를 설정하느냐에 따라 완전한 인간으로 향하는 여러 방식이 도출된다.

이와 같은 동양사상은 서양 과학에서 풀지 못하는 많은 문제점들을 참신한 시각과 방법론으로 풀어낼 수 있음을 시사한다. 이미 이런 문제점들을 간파해서 동양의 사상에서 인류의 문제를 풀 열쇠를 찾아야 한다는 서양 과학자들의 주장이며 저술이 상당히 많이 나와 있다.*

그렇다면 노화에 관해서도 동양만의 특별한 관점이 있지는 않을까. 말하자면 노화에 대한 문제점들을 서양과는 다른 방식으로 설명하며 해결책을 제시하고 있지는 않을까를 생각해볼 수 있겠다. 중국의 도가철학은 특히 장수와 관련하여 다양한 수련 체계를 제시하고 있으니 예컨대 단丹 강화법이나 연단술鍊丹術 등이다. 인도는 고대부터 내려온 아유르베다Ayurveda**라는 별도의 장르에서 장수에 필요한 정화淨化 요법이나 섭생법들을 설명하고 있다. 이러한 방법들은 우리가 잘 알고 있듯이 이미 수천 년 동안 전해 내려오고 있다.

이렇게 본다면, 인간이 우주 자연과 하나로 연결되어 있다고 보는 동양의 관점은 실로 탁월하다 하겠다. 왜냐하면 어차피 태어나면 죽는다는 한계를 짊어지고 태어난 인간은 살아가면서도 질병과 싸워야 하는 나약한 존재이기 때문이다. 그렇기 때문에 우주 자연의 위대한 힘을 빌려 인간의 약점을 보완해나갈 수 있는 길을 모색하는 게 아닐까 한다. 그런데 앞에서 보았던 것처럼 중국의 유가나 도가

---

* 대표적인 과학자가 프리초프 카프라Fritjof Capra이다. 이 분야에서 대중적인 명성을 누리고 있는 카프라는 서양 과학의 한계를 중국의 도道와 인도의 브라만 사상에서 찾을 수 있을 것이라고 한다.
** 아유르베다(Ayurveda : 삶의 과학)는 고대 4베다(기원후 200년경 완성)의 하나인 아타르바베다Atharva-veda의 부록으로 의학서이다. 중국 한의학의 침술도 이 아유르베다에서 유래했다고 한다.

그리고 인도의 관점도 우주 자연과의 관계를 설정하는 문제에 있어서 자연스레 종교적인 도그마나 철학에 기울고 있음을 염두에 둘 수밖에 없다. 예를 들자면 영원한 삶을 누릴 수 있다는 신선이 되는 길이나 명상이나 요가를 통해 각성에 이르는 길도 지나치게 종교적이거나 철학적이라는 것이다. 과연 얼마나 많은 사람들이 신선이 되었으며 각성에 이르게 되었는가에 의문을 품을 수밖에 없다. 혹시 텍스트에만 존재하는 것은 아닐까. 아니면 상징적으로 고대에 몇 사람이 달성했다는 데 불과한 게 아닐까. 그렇다면 종교적이거나 철학적인 이상을 떠나 실질적으로 우리가 우주 자연의 혜택을 누리면서 건강은 물론 노화의 문제를 해결할 수는 없는 것인가. 예컨대 현실적으로 우주의 도움을 받아 그런 혜택을 볼 수는 없는가.

필자는 2014년도에 《신비한 인간의 몸The Mysterious Human Body》*(부제는 '우리는 어떻게 인간의 잠재력을 열 수 있을 것인가')이라는 책을 영어판으로 미국 아마존 출판사에서 전자책으로 발간한 바 있다. 이 책은 인간의 몸을 새로운 시각으로 설명하며 인간이 얼마나 무한한 잠재력을 갖고 있는가를 하나하나 예를 들면서 설명하고 있다. 이 잠재력이 지금까지는 초능력이라는 용어로 특정한 사람에게만 가능한 것으로 취급되었으나 이 책에서는 우리 모두가 그러한 능력이 있으니 이를 계발해야 한다고 주장하며 방법을 설명하고 있다. 이렇게 인

---

* Siddhi Kim, 《The Mysterious Human Body—How We Can Unlock our Human Potential》 (2014). Amazon.com.

간의 신비를 여는 과정이 전개되려면 우리 몸에 아무런 질병이 없어야 하기 때문에 자연스럽게 건강에 관한 관리법도 소개했다. 몸에 대한 개념의 바탕은 인도적인 사유를 채용했으나 인도적인 설명과는 다르게 필자가 체험한 바를 중심으로 서술해나갔다. 왜냐하면 인도적인 개념을 빌려다 쓰지 않고는 달리 내 생각을 설명할 길이 없었기 때문이다. 이 이론은 필자의 이름을 따서 시디 방식Siddhi Route이라고 명명했다. 이 책에서는 우주 자연 속에서 우리 인간이 어떤 형식으로 도움을 받을 수 있는가를 설명하고 있다. 다른 선진국들과 달리 한국은 아주 빠르게 고령화 사회로 접어들고 있으며 이에 대한 개인들의 고민을 접하면서 시디 방식으로 문제를 해결할 수 있지 않을까 하는 생각이 들어 이 책을 쓰게 되었다. 무엇보다 필자 자신이 이미 노인에 속하는 나이가 되었으므로 스스로 증명해 보여줄 필요가 있는 것이다. 이제 인간의 몸에 대한 새로운 시각을 제시해보겠다.

앞으로 설명할 '시디 방식'은 비유하자면, 마치 여느 수학의 셈법과는 다르나 가장 쉽게 답을 낼 수 있는 인도인 계산법에 깔린 원리와도 같다고 할 수 있다. 말하자면 동서양을 막론하고 인간 몸에 대한 어떤 설명과도 다른데 여기에는 물론 해결책도 포함돼 있다. 예컨대, 97×96=?이라는 계산을 한다면 아주 복잡해서 암산으로 빨리 할 수 없다. 그런데 인도인의 계산법은 이러하다. 100에서 97을 빼면 3, 100에서 96을 빼면 4, 둘을 더하면 7, 그리고 100에서 7을 빼면 93이 된다. 여기서 3과 4를 곱하면 12가 되고, 결국 97×96=9312라는 답이 쉽게 나온다. 이런 계산법은 인수분해를 이용한 것이라는

데 어찌되었든 지금까지 우리가 공부해온 산수와는 전혀 다른 셈법
이다. 필자가 제시할 인간의 몸에 대한 이해도 이와 같다. 전혀 다른
시각을 제시할 것이다. 물론 동양적인 사고의 기본 틀인 우주 자연
과의 연계성이 기본 전제임은 두말할 필요가 없다.

4장

몸에 대한 새로운 이해

몸속의 마그네틱 채널

우리 몸에는 뇌부터 발끝까지 순환하는 에너지의 흐름이 있다. 그것은 기氣라고도 표현할 수 있으나 중국적인 사고에 바탕을 둔 기보다는 인도의 나디nādi 개념에 더 가깝다. 중국의 기란 인간을 포함한 우주 만물의 바탕이자 인간과 자연을 연결해주는 매개체로서 음陰과 양陽의 활동으로 설명된다. 음양의 원리에 따르면 우주 만물은 오행五行이라는 운행 원리에 입각해 있다. 말하자면 기가 들어서 만물의 조화가 일어나니 기는 곧 만물의 주재자인 것이다. 반면 인도의 나디란 산스크리트어인데 번역하면 도관conduit 또는 통로channel라는 뜻이며, 우리 몸에서 혈관을 따라 흐른다 혹은 호흡을 따라 흐른다는 의미로서 정맥이나 동맥으로 해석되기도 한다. 말하자면 피를 따라 흐르거나 호흡을 따라 흐르거나 간에 몸에 흐르는 에너지 같은 생기라고 볼 수 있는데 개수가 7만 2,000개*라고 한다. 이 가운데 세 개의 중요한 핵심 나디가 있는데 척추를 따라 흐르는 중심축인 수슘나Sushumn 나디와 오른쪽에 흐르는 핑갈라 나디pingal 그리고 왼쪽으로 흐르는 이다id 나디가 기본이며 중요한 역할을 한다고 보고 있다.

그러나 필자가 설명하고자 하는 몸의 에너지 흐름은 인도의 나디와 유사하나 그 본질은 자기력magnetic force을 지닌 흐름이라는 점에서 나디와는 다르다. 다시 말해서 몸에 흐르는 이 '에너지의 흐름'은 혈관을 따라 순환한다고 볼 수도 있고 신경계 혹은 호흡을 따라서 순환하다고도 볼 수 있으나 엄밀하게 말해서 혈액을 따라 흐르는 자기력인 것이다. 그리고 이 자기력이 흐르는 통로의 명칭을 마그네틱 채널Magnetic Channel이라고 부른다. 이 마그네틱 채널은 필자가 찾아냈기 때문에 이름도 필자가 지었다. 말하자면 중국의 기氣나 인도의 나디 개념과 같은 의미의 명칭인 것이다. 그러나 두 가지와는 다르게 이 마그네틱 채널에는 자기력磁氣力이 흐른다. 몸 에너지 흐름의 통로인 마그네틱 채널이 있다는 것은 생명체가 살아 있음을 의미한다. 인도의 나디는 경전마다 설명하는 개수가 다르나 대표적인 설명으로는 7만 2,000개라고 한다. 그러나 마그네틱 채널은 혈액을 따

---

* 숫자는 경전마다 다르나 주로 7만 2,000개로 통용된다. Georg Feuerstein, 《Encyclopedic Dictionary of Yoga》(Paragon House, 1990), 228~229쪽 참조.

라 흐르기 때문에 전체 개수는 모세혈관의 개수까지 더한 것이라 할 수 있다. 우리 몸의 모세혈관의 개수가 51억 개라고 하는데 마그네틱 채널은 혈액이 흐르는 곳이면 어디나 흐르고 있으므로 모세혈관을 포함한 수효가 마그네틱 채널의 개수라고 볼 수 있다. 향후 설명하겠지만 마그네틱 채널은 우주와의 교감 작용에 따라서 얼마든지 강화될 수도 약화될 수도 있으며 이 강도는 인체에 직접 영향을 미칠 것이다. 그렇다면 우리 몸에 흐른다는 자기력磁氣力, magnetic force은 무엇이고 자기장磁氣場, magnetic field은 무엇인가.

우주 자연에는 크게 네 가지 힘이 존재한다. 바로 중력, 자기력, 강력, 약력이다. 이들 가운데 우리에게 가장 익숙한 용어는 아무래도 중력이 아닐까 싶다. 왜냐하면 중력의 힘은 우리가 살아가면서 항상 느끼기 때문이다. 물건을 던지면 아래로 떨어진다거나 모든 물체들이 제자리에 고정돼 있다거나 몸이 무거워 아래로 처지는 현상이나 경험들은 모두 지구에 중력이 있기 때문이라는 것을 우리는 익히 잘 알고 있으나 자기력의 존재는 못 느끼며 살아간다. 자기력이란 자석과 같이 자성을 가진 물체가 서로 당기거나 밀어내는 힘을 말한다. 말하자면 두 자성 사이에 작용하는 힘이다. 그리고 이 자기력이 작용하는 공간을 자기장이라고 한다. 앞에서 우리 몸에 자기력이 흐른다고 했으니 우리 몸에는 곧 자성磁性, magnetism이 있다는 의미가 된다. 철이나 니켈 같은 금속을 끌어당기는 성질을 자성이라고 하는데 이러한 자성을 지닌 물체를 자석이라고 한다.

우리 몸은 60퍼센트가 체액으로 이루어져 있는데, 이 가운데 우리가 섭취한 음식물이 여러 영양소를 만들어 혈액도 만들고 세포도 만들고 PH의 수치를 안정시키는 등의 생명 활동을 영위하게 한다. 우리가 먹는 음식의 대부분은 수분으로 바뀌어 위로 장으로 흡수되고 혈액으로 그리고 세포조직으로 가는데, 이때 세포조직은 세포외 조직과 세포 내 조직으로 나뉜다. 다시 말해, 혈장이나 간질액 그리고 피부, 근육, 뼈, 내장으로 나뉘게 된다. 즉 분자 산소가 이온 산소로 전환되는 것이다. 이때 세포 안팎의 조직은 끊임없이 이동 교류하며 체내 균형을 이루게 된다. 몸에 산과 알칼리의 평형을 이루게 하는 과정인 것이다. 만일 어떤 이유로든 이 균형이 깨지면 심각한 질병이 일어나게 되므로 우리 몸은 항상성을 유지하기 위해서 많은 노력을 하게 된다. 이때 혈액은 산소를 운반해서 몸 구석구석의 세포를 살리고 또 몸에서 생긴 노폐물들을 운송해서 폐기한다. 전해질의 이온화 과정도 일어나는데, 이는 우리 몸에 전류가 흐르고 있어서 일어난다. 전류가 흐르니 자성이 있게 되고 이 자성들이 주위에 자기력을 형성하며 이 모든 과정에서 나름의 역할을 하게 된다.

이런 역할을 하는 자기 신호를 생체 자기biomagnetism 신호라고 한다. 이러한 생체 전기의 존재는 이집트 시대에 메기나 물고기 등을 통해서 이미 확인된 바 있다고 한다. 생체 전기는 100년 전 네덜란드의 빌럼 에인트호번Willem Einthoven이 심전도를 측정하면서 의학에 활용하기 시작했고 1971년에는 뇌에서 발생하는 생체 자기 신호를 측정했다고 한다. 몸에서 일어나는 이러한 자성의 활동을 강화하면 자극화된 혈액에 촉매작용이 일어나 몸속에 불규칙하게 분포해 있던 이온이나 무기염류가 규칙적으로 배열되어 이온화 작용도 활발해지므로 신진대사에 좋은 영향을 미친다.* 신진대사에 좋은 영향을 미치면 면역력도 강해지게 된다. 이와 같이 우리 몸에서 일어나는 모든 생명 유지 과정에 관여하는 자성의 역할에 정말 놀라지 않을 수 없다. 또한 그러한 과정이 자연스럽게 일어난다는 데서 인체의 신비로움을 느낄 수 있다.

그런데 이 과정에서 혈액의 철분에, 세포를 만드는 영양소들의 생리 화학 작용에도 음이온이라는 전류가 흐르고 영향을 미친다는 점에 주목하게 된다. 말하자면 우리 몸속의 혈액이 생명 활동을 유지하기 위해서 세포막을 통해 나트륨과 칼슘, 마그네슘, 염소, 칼륨 등의 전해질이 이동 교환되는데 이 무기물의 이온화 과정에서 약하지만 전류가 흐르고 있다는 것이다. 이것을 생체 전기라고 부르며 이 생체 전기는 감각 신호 전달이나 운동 신호 전달 그리고 근육 수축과 혈액 응고, 수분 조절 등의 신진대사 과정에서 반드시 일어나야 할 작용에 영향을 미치는 것이다. 이렇게 전해질이 만들어지는 과정에서 생성된 전류는 자연히 자성을 띠고 이 자성은 우리의 온몸을 순환하고 있다. 그렇다면 우리 몸은 자석 자체라고 해도 좋을 듯싶다. 우리 몸뿐 아니라 지구상의 모든 생명체들은 자성을 가지고 있다. 이 자성 때문에 조류들이 귀소본능으로 집을 찾아갈 수 있는 것

---

* 이 내용은 《한국경제신문》의 황경남 기자가 박용기 한국표준과학연구원 박사의 도움으로 집필한 내용을 발췌한 것이다.

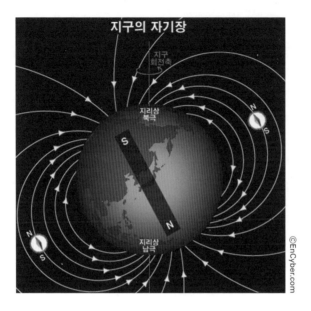

지구의 자기장 형성 모습

이다. 뿐만 아니라 지구 자체도 하나의 커다란 자석이란 사실을 이미 1600년경 영국의 윌리엄 길버트William Gilbert가 밝혀냈다. 이렇게 커다란 지구 자기에 의해 형성된 자기력을 지구 자기력이라고 한다.

그런데 지구의 자기에 의해 형성된 자기력은 모든 생물체를 온전하게 보존해주는 역할을 한다. 만일 지구에 자기력이 없다면 생물체는 살 수가 없게 된다. 2003년에 나온 영화 〈코어〉는 지구에 자기력이 없다는 가정을 전제로 하여 벌어지는 끔찍한 상황들을 아주 적나라하게 보여주고 있다. 태양에서 발산되는 엄청난 중성미자나 양성자, 특히 방대한 방사선 물질들이 생물체를 통과하면 모두 사멸하게 되는데 지구의 자기력이 이런 해로운 입자들을 퇴치해서 우리를 보호해주고 있기 때문이다. 우리 인체에도 그렇게 도움이 되는 자기력이 있다. 몸에 해로운 바이러스나 균 그리고 암을 유발하는 인자를 막아낼 수 있는 자기력은 몸의 혈액을 따라 순환하는데 이 자기磁氣 통로를 필자는 마그네틱 채널이라고 한 것이다.

조금 더 상세히 살펴보면, 혈액 속 헤모글로빈은 몸의 균형 수치인 Ph의 농도를 균형 있게 유지하고 몸속 노폐물인 이산화탄소를 배출하도록 도와준다. 또한 폐의 산소와 결합해서 혈류를 따라 온몸으로 이동해서 각 조직의 세포에 산소를 전달하는 역할도 한다. 이렇게 생명 유지 활동에 없어서는 안 될 중요한 역할을 하는 혈액은 철분과 이온으로 인한 전류가 흐르기 때문에 자성을 띠게 되는데 이 자성의 성질을 활용하여 질병 치유의 길을 모색하는 연구가 1900년대 이후로 활발하게 추진되고 있다. 주로 몸에 자석을 대거나 자기 성분을 주입해서 하는 치유법이 연구 대상이다. 이미 상당한 성과를 거두고 있어서 여러 연구 결과가 발표되고 있다. 예컨대 혈액에 자성을 강하게 해주면 전해질이 분해되어 이온화 과정을 거치는 등의 생리화학 작용이 활발해진다든지, 물이 강한 자기력에서는 이온화가 강하게 작용해서 우리 몸에 도움을 주는 수소이온과 수산화이온이 많이 발생한다든지, 몸속에 불규칙하게 있던 이온이나 무기염류들이 규칙적으로 퍼져서 건강에 도움이 된다는 것 등이다. 이러한 치유법을 블러드 마그네티즘blood magnetism, 즉 혈액으로 병을 치유하는 방법이라고 한다. 인체는 물질의 산화분해를 통해 에너지를 얻는데 이 산화분해를 활발하게 해주는 것이 바로 자성이라는 점이 아주 중요하다. 그리하여 자성을 인위적으로 가해서 몸속 분자 산소를 빠르게 이온 산소로 전환시켜서 헤모글로빈과 결합하도록 해서 신진대사를 활발하게 해 질병을 예방하고 치유한다는 것이다. 이러한 모든 설명의 핵심은 몸에 자성이 있으며 이를 강화한다는 것이다.

이 자성을 이용해서 치유한 실제 예는 아주 많다. 1975년 일본 학자가 50Hz 자기력이 쥐의 관절염 치료에 효과가 있다는 사실을 발표하였다. 그래서 일본에서는 류마티즘과 염증 치료에도 자기력을 이용하고 있다고 한다.[*] 이외에도 미국 밴더빌트 대학의 신경과 전문의인 로버트 홀콤Robert Holcomb 박사는 자석을 부착하면 만성 통증을 경감시키거나 없앨 수 있다는 사실을 발견하였다. 즉 전자 현미경을 이용해 보면 자석이 몸에 작용할 때 세포 내 염색체가 방향을 바꾸게 되어 통증을 없앨 수 있다고 하였다.[**] 한국에서도 자기력이 생리통에 영향을 준다는 연구가[***] 있었으며 재채기나 웃음만으로도 소변이 새어나오는 요실금을 자기력을 이용하여 치유했다는 사례[****]가 나오는 등 이미 의료계에서는 긍정적인 실험 결과가 제시되고 있다.

그런데 문제는 이런 자기력의 노출이 부정적인 영향을 줄 수도

[*] 김덕원·유창용, 〈전자파 위해성 연구〉, 《전력전자학회지》 제4권 제6호, 12쪽 재인용.
[**] EMI-MEDICAL 홈페이지 참조
[***] 이윤정, 〈자장 작용이 생리통 경감에 미치는 효과〉, 서울대 석사학위 논문(1993).
[****] 자기력 치유 관련 사례는 hipark. hwp 자료를 참조했음을 밝힌다.

있다는 것이다. 특히 전자파 내에 있는 자기력의 영향은 심각한 우려를 던져준다. 쉬운 예로 전자레인지에서 나오는 전자파를 들 수 있다. 그래서 전자레인지를 돌릴 때에는 멀리 떨어져 있으라고 하지 않는가. 이 밖에도 송전탑의 높은 전기에서 나오는 전자파, 휴대전화에서 나오는 전자파 등등 우리 생활 영역에서 없어서는 안 될 문명의 이기들이 인체에 해를 끼친다는 것은 이미 잘 알려진 사실이다. 마치 동전의 양면처럼 이중성이 있는 것이다. 한 가지 더 짚고 넘어갈 문제는 질병이 생기고 난 다음에 인위적으로 자성을 주입하거나 몸에 붙여서 치료하는 방식에 문제가 있을 수 있다는 것이다. 더구나 전기 등 인위적으로 만들어낸 자기력은 우리에게 암이나 백혈병 등 각종 부정적인 영향을 줄 수도 있음을 잊지 말아야 한다. 자기력에 관해 이런 긍정적이고도 부정적인 설명을 장황하게 늘어놓는 이유는, 과학 실험과 임상 결과로 입증된 치유 효과뿐만이 아니라 해악이 있다는 사실도 함께 알리고 싶기 때문이다. 그러나 필자가 제시하는 방식은 이런 부정적인 염려에서 완전히 자유롭다. 관련 방법론을 논하기 전에 우선 인체 시스템을 새롭게 이해해야만 한다.

사실, 필자는 이 글을 쓰면서 관련 자료들을 찾아보기 시작했는데 자성이 우리 몸에 미치는 긍정적인 영향력을 보면서 놀라움을 금할 수 없었다. 관련 연구가 상당히 진척돼 있다는 점은 미처 생각하지 못했기 때문이다. 다만, 기존에 나와 있는 자료들을 보면서 느낀 점은 그런 자성을 이용한 치유 방법이 발병 이후 강한 자성이 있는 자석을 붙이거나 인위적인 환경을 조성해 조치를 취하는 식으로 진행된다는 것이다. 그래서 부정적인 측면도 고려해야만 한다. 그러나 필자는 평소에 몸의 자성을 강화하는 방법을 소개하며 인위적인 방식은 지양한다는 점을 강조하고자 한다.

필자가 제시하는 독창적인 시디 방식은 질병을 치유하기 위해 자석을 부착하거나 주입하는 방법이 아니라 우주에 흐르는 자성을 충전받는 방식으로 몸에 자성을 강화해 면역력을 높이며 질병을 예방할 뿐 아니라 노화도 예방할 수 있다는 것이다. 강한 자성이 우리 몸에서 어떻게 기여하고 있는가에 대한 연구들은 이미 활발하게 진행되고 있다. 그렇다면 문제는 어떻게 하면 질병이 일어나기 전에 자성을 강화할 수 있는가, 하는 점이다. 이 문제만 풀 수 있다면 평소 건강은 물론이며 노후 건강도 걱정이 없을 테니 말이다. 몸 안에 있는 약한 자성은 외부에서 자극을 받으면 훨씬 강해진다. 외부의 자성이라 함은 우리가 흔히 보는 자석에 의한 자성이 아니라 우주에, 아니 지구에 존재하는 자성이다. 이것을 활용할 수만 있다면 우주의 자성을 우리 몸에 충전할 수만 있다면 아무런 문제가 없을 것이다. 필자의 시디 방식은 바로 이 점에서 인간이 우주와 함께 상호작용을 한다는 가르침을 원용하고 있는 것이다.

중국이나 인도 전통에서 보여주는 철학적이거나 종교적인 도그마 형식이 아니라 구체적이며 실제적인 방법이다. 앞에서 말했듯이 1600년경에 영국의 길버트는 지구 자체가 자석이라고 했는데 이는 철새 등이 실제로 보여주듯이 우리 인간의 몸에 있는 자성이 우주의 자성과도 교류할 수 있다는 뜻이다. 우주의 행성은 수성과 화성만 제외하고 모두 자기력을 형성하고 있다고 한다. 다만 우리는 우주의 자성을 활용해서 인체의 자성을 강화하는 방법을 모르고 있을 뿐이다. 필자는 지금부터 그 방법을 설명하고자 한다.

우리 몸의 자성은 확장하거나 수축하는 기氣의 성질처럼 우주의 자기력을 흡입할 수 있는 힘이 있으며 채널이 막힐 때는 수축되기도 한다. 우리 몸의 자성은 우주의 자기력과 상호작용하면서 세기와 강도가 아주 강해질 수도 약해질 수도 있다. 말하자면 우리 몸은 자성磁性이 있기 때문에 마그네틱 채널을 통해서 우주의 자기력을 충전받을 수 있다. 우주와 인간의 이와 같은 상보 관계는 아주 구체적이고 실용적인 것이다. 인간 몸과 우주의 자기력의 연계성은 비유해서 설명하자면 라디오의 주파수를 맞추는 것과 같다. 라디오 주파수를 맞추어야만 듣고자 하는 방송을 들을 수 있는 것처럼 마그네틱 채널을 우주의 자기력에 맞추면 우주의 자기력을 받을 수 있는 것이다. 그러니까 라디오에서 음악은 항상 흐르나 라디오를 켜고 주파수를 맞추지 않으면 음악을 들을 수 없는 것과도 같은 이치이다. 우주의 자기력은 항상 흐르고 있고, 우리 몸에서도 자성 때문에 자기력이 항상 흐르고 있는데 마그네틱 채널을 통해 우주의 자기력 신호를 찾아 주파수를 맞추면 마치 충전을 받은 것처럼 한층 더 강화된다는 것이다. 이렇게 주파수를 맞추는 방법이 바로 자기력이 강한 곳을 찾아서 서거나 앉아서 충전을 받는 것이다. 마치 휴대전화의 배터리를 충전하듯이 말이다. 자기력이 강한 곳은 우리 주변 어디에나 있다. 산이나 사찰 혹은 공원이나 계곡, 바다, 강, 길거리에도 있다. 우리 몸의 세 중심축에 좋은 자기력은 다음 3부에서 상세히 소개할 것이다.

우리 몸에는 자기력이 있기에 우주에 주파수를 맞춤으로써 인체를 충전할 수 있다. 이는 내 몸의 신진대사를 증진시켜 면역력 강화로 나타나게 된다. 말하자면 이 강화된 자기력은 일정한 과정을 거치면서 우리 몸에서 면역력 강화로 이어진다는 것이다. 이 면역력은 노화뿐 아니라 건강을 위해서는 필요불가결하다. 그러므로 이 마그네틱 채널을 우주 자기력의 신호를 맞추어 강하게 함으로서 면역력이 강한 건강체를 유지하면서 노화를 늦출 수 있는 것이다. 그런데 이때 반드시 먼저 갖추어야 할 조건이 있다.

첫째는 내 몸 속의 마그네틱 채널이 활성화되어야 한다. 그래야 외부 자성의 힘, 즉 우주의 자기력을 받아들일 수 있다. 자기력은 전기력과 달라서 대상 입자가 움직일 때만 작용하기 때문이다.

둘째는 내 몸 속의 마그네틱 채널에 돌아다니는 자성을 활성화해야 하는데 그러기 위해서는 이에 합당한 음식을 섭취해야 한다. 섭취한 음식이 몸의 각 부위에 맞는 에너지를 주기 때문이다. 이러한 조건이 갖추어져야 비로소 내 몸에 강한 자성을 충전받을 수 있으며 따라서 신진대사율도 높이며 면역력도 강화할 수 있는 것이다.

그렇다면 이 과정들은 우리 몸의 어떤 시스템을 통해서 수행될까. 이 몸의 시스템이란 앞에서 언급한 대로 인간의 몸에 대한 새로운 시각으로 파악할 수 있다. 말하자면 몸을 바라보는 새로운 원리에 입각한 시스템에 따른 건강 강화법이라는 것이다. 더 설명하자면 우리 몸의 구조를 세 중심축으로 보고 첫째 중심축을 시작으로 해서 우주 자연으로부터 오는 강한 자기력을 단계별로 충전받아 마그네틱 채널을 활성화하고 나아가 몸의 세 중심축에 에너지를 저장하는 원리이다. 이 방법은 질병 예방은 물론 노화 방지에도 탁월하다. 왜냐하면 활성화된 마그네틱 채널이 몸의 신진대사를 촉진하고 강화하니 자연히 면역력 강화로 이어지기 때문이다. 그러기 위해서는 먼저 우리 몸을 새로운 시각으로 보아야 한다. 그래야만 유익한 우주 자기력이 인체에 어떻게 작용해서 도움을 줄 수 있는지를 알 수 있기 때문이다. 이제부터 몸에 대한 새로운 시각을 정립해보자.

몸속 자기력의 세 중심축

인간의 몸은 자성이 있기 때문에 자기력이 있고 이는 마그네틱 채널이라는 통로를 통해서 혈액을 따라 흐른다고 했다. 이 채널은 우리 몸의 건강을 지켜주는 에너지 흐름의 통로이다. 중국의 기나 인도의 나디 개념과도 다른 이 새로운 에너지 흐름의 통로인 마그네틱 채널은 우리 몸의 혈액을 따라 순환하는데 이 흐름은 우리 몸에서 몇 군데 에너지원으로 축적되어 있어야 한다. 마치 일상생활에서 은행에 저축을 했다가 필요할 때 찾아 요긴하게 쓰는 것처럼 인체도 그렇게 쓸 수 있는 에너지원이 몸속에 있다. 이 에너지원은 쉽게 설명하면 인체의 면역력이라 할 수 있다. 그래야 몸에 병원균이 들어와도 모두 물리쳐버릴 수가 있는 것이다.

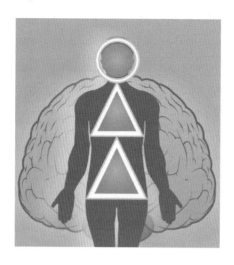

자기력의 세 중심축

　필자의 체험으로 보면 에너지원이 될 저장소는 우리 몸에서 세 개의 축을 형성하고 있다. 이 세 개의 축에 에너지가 어느 정도로 저장되어 있느냐에 따라서 인체의 건강 및 노화가 좌우된다. 말하자면 마그네틱 채널을 통해 형성된 자기력이 세 개의 중심축에 큰 파워를 형성하면서 뭉쳐 있어야 하는 것이다. 이 자기력이 강한 힘으로 뭉쳐서 모여 있는 몸의 세 장소를 필자는 자기력의 세 중심축Three Central Magnetic Forces이라고 부른다. 그림을 통해 설명하면, 아래쪽 배를 중심으로 첫째 중심축이 있고, 중간의 심장을 중심으로 해서 둘째 중심축이 있으며, 위쪽 뇌를 중심으로 셋째 중심축이 있다. 이 세 중심축에 마그네틱 채널을 통해서 에너지를 모아 저장하고 계발해야 우리가 염려하는 노화의 문제로부터 자유로워질 수 있다. 이 마그네틱 채널의 존재와 이를 통해 형성된 세 자기력의 중심축을 이해하는 일이야말로 우리 몸에 대한 새로운 시각의 습득이며 노화에 관한 열쇠를 풀 수 있는 첫걸음이다.

마그네틱 채널을 통해서 우리는 우주의 자기력인 에너지를 받게 되는데 이 마그네틱 채널에 에너지가 원활하게 흐르면 손끝부터 발끝까지 그 기운이 왕성해서 손과 발이 항상 따스한 기운을 유지하게 된다. 반면에 이 흐름이 원활하지 않을 때는 손과 발이 냉해지면서 질병으로 이어지게 된다. 우리 몸에 질병이 일어나는 원인을 필자는 다섯 가지로 보고 있다. 바로 냉증과 염증, 스트레스 등의 정신 요인과 가족력에서 오는 유전 요인 그리고 환경 영향 등이다. 우리 몸에 냉증이 있다는 것은 곧 혈액순환에 문제가 있다는 뜻이며 냉증이 강해지면 염증으로 이어질 수 있다. 정신적인 스트레스는 우리 몸의 마그네틱 채널의 기능을 방해하는 중요한 원인자가 되어 면역력 약화로 이어지며 만병의 근원이 된다.

환경 요인에는 외부에서 오는 우라늄 같은 방사성 물질이나 수은, 납 등의 해로운 중금속 물질의 유입과 더불어 일상생활에서의 섭생을 들 수 있다. 이 다섯 가지 요인들 때문에 병이 나면 몸의 에너지 흐름이 원활하지 않고 '에너지 흐름'이 원활하지 못하면 이 다섯 가지 가운데 어느 한 가지가 원인이 되어 질병이 진행된다고 봐도 된다. 다시 말해서 우리 몸의 에너지 흐름의 통로인 마그네틱 채널의 기능이 원활하다는 것이야말로 건강의 오메가요 알파이며 이 마그네틱 채널을 타고 흐르는 에너지의 원활성을 확인하는 기본적인 방법은 손과 발의 온기를 확인하는 것이다. 그런데 손과 발에 온기가 있으나 배가 항상 차서 복대를 한다는 사람도 있다. 이는 흔히 비만인 경우로서 허열이 있는 것이다. 즉 마그네틱 채널의 기능이 원활해서 생기는 온기가 아니라는 의미이다.

2010년에 미국에서는 종양 등이 생긴 암 환자들에게 기존의 방사선 및 약물 치료와 더불어 종양 부위에 고주파를 쐬어서 해당 부위를 따뜻하게 해주는 방식을 병행하니 훨씬 더 큰 효과를 보았다는 연구 발표가 있었다. 그 후로 이 방법이 병행되고 있다고 한다. 일본에서는 이미 체온을 1도 올려 면역력을 높이는 체계적인 치유법이 대체의학으로 널리 성행되고 있는 실정이다. 이와 같이 몸이 따뜻하다는 것은 암을 이겨낼 정도로 좋은 신호라는 점을 방증한다. 우리나라에서도 요즘 몸의 온기를 유지하는 것이 건강에 얼마나 중요한가를 알리는 방송이 종편을 중심으로 방송되고 있어 참으로 고무적이다. 더불어 1도의 체온를 높이기 위해서는 어떻게 해야 하는가를 족욕 방법부터 특정한 식재료와 약재 사용에 이르기까지 정말 다양하게 알려주고 있다.

그럼에도 불구하고 체온 1도를 올리는 것이 우리 몸의 메커니즘과는 어떤 관계가 있는지 뚜렷하게 설명하지 않아 아쉽다. 예컨대 체온을 올리면 그만큼 혈액순환이 원활해져 대사율이 높아진다는 것이 증거라고 한다면 너무나 피상적인 답이기 때문이다. 더구나 체온을 높이기 위해 제시된 족욕 방식이나 특정 식재료와 약재의 사용도 임시방편적인 방법이 아닐 수 없다. 이러한 처방법에는 근원적인 원인 규명이 빠져 있기 때문이다. 임시방편이 아니라 근본적으로 우리 몸을 항상 따뜻하게 유지하는 방법은 없을까. 내 몸의 무엇이 그런 역할을 할 수 있을까. 이런 궁금증이 일어나지 않을 수 없다. 답을 찾기 위해서는 결국 우리 몸의 '에너지 흐름'을 다시 생각해보지 않을 수 없다. 왜냐하면 이러한 문제는 몸의 '에너지 흐름'을 규명해야 풀리기 때문이다. 그러기 위해서는 몸의 새로운 메커니즘을 먼저 설명해야 한다. 무엇보다 우리 몸에 마그네틱 채널이 흐르고 있으며 이를 통과하는 자기력을 강화하면 체온을 올릴 뿐만 아니라 신진대사와 면역력 증진에도 기여한다는 것이다. 하지만 이 설명으로는 미흡하고 우리 몸의 세 중심축을 이해해야 한다.

그런데 독자 여러분은 에너지를 저장할 수 있는 세 중심축이라고 하니 마치 위장이나 뇌 혹은 간 등의 장기臟器를 연상할지도 모르겠다. 그런데 필자가 말하는 중심축은 그런 형상이 있는 장기가 아니다. 그렇다고 형상이 없느냐 하면 또 그렇다고 말할 수도 없다. 말하자면 해부학적으로는 설명할 수가 없다. 마치 불교에서 말하는 단전丹田이나 한의학의 명문命門 그리고 요가 수행의 차크라cakra같이 무어라고 설명할 수 없으나 분명히 존재하는 것이다. 서양 의학으로 보면 마치 내분비계와 유사하다고 볼 수 있다. 불교에서는 단전이 배꼽 밑 5센티미터 지점에 있다고 하며 여기가 우주 에너지의 근원이므로 이 부분에 힘을 모아야 한다고 하며 한의학에서 명문은 12경락의 중심으로 보아 명문이 무너지면 12경락도 무너지게 되니 생명의 원천이라고 보고 있다. 또 차크라는 우주와의 합일을 위해 순서대로 열어야 할 중심축으로 머리 위 일곱 번째 차크라를 열어야 요가 수행이 완성된다고 한다. 내분비계 또한 온몸에 흩어져 있으며 호르몬을 생산할 수 있는 선腺과 조직 통로로 이루어져 있다고 보며 여기서 분비되는 호르몬은 생명체 유지에 필수적인 것이라고 설명되고 있다.

이렇게 보면 동서양을 막론하고 생명을 유지하는 데 없어서는 안 될 중요한 역할을 맡고 있는 인체의 이곳은 마치 이름은 있으나 형체는 없고 형체는 없으나 쓰임새가 있다는 고전의 말씀으로 설명할 수밖에 없다. 필자가 말하는 우리 몸의 세 중심축도 마찬가지다. 분명히 에너지는 저장되는데 보이지는 않으나 저장되었다는 증거는 보일 수 있는 것이다. 마치 단전이 강화된 사람이나 명문이 튼실한 사람 그리고 차크라가 열린 사람 또는 내분비계가 양호한 사람을 우리가 진단할 수 있듯이 세 중심축에 에너지가 저장되어 있으면 알수가 있게 된다. 어떻게 알 수 있는가를 하나하나 설명해보자.

자기력의 첫째 중심축

시디 방식에 따르면 우리 몸의 '에너지 흐름'이란 '몸의 자기력의 흐름'과 동일한 표현이다. 왜냐하면 우리 몸은 자성이 있기 때문이다. 이 자성은 마그네틱 채널을 통해 자기력의 중앙 중심축central magnetic forces을 통과하며 순환하는데, 그것은 척추를 따라 상향 또는 하향하는 에너지가 오고가는 통로를 말한다. 인도 요가 경전에서 말하는 슈숨나Sushum 나디와 유사한 개념이다. 이 '에너지 흐름'은 척추관 속의 척수라는 신경다발을 통해 감각기관 등 말초신경에서 뇌로 연결되고 (척수의 등 쪽-감각신경) 역으로 뇌에서 아래쪽(척수의 배 쪽-운동신경)으로 내려가 근육으로 연결된다. 이 연결선 통로는 우리 몸에서 일어나는 여러 신호를 받아 전달해주고 조절하기도 한다. 이렇게 중요한 통로인 척추를 필자는 자기력의 중앙 중심축이라고 명명한다. 이 '자기력의 중앙 중심축'을 중심으로 해서 우리 몸에는 세 개의 '에너지 흐름' 저장소가 있다고 본다. 비유하자면, 흐르는 냇물에 중간 중간 움푹 파인 큰 웅덩이가 있는데 이 웅덩이를 지나는 물줄기가 다량의 물을 만나 새로운 탄력을 받아 더 강한 힘으로 세차게 나아가듯이 우리 몸에도 이 에너지 흐름이 크게 뭉쳐지는 저장소가 있는 것이다.

비유 하나를 더 들어보자. 1820년대 프랑수아 아라고François Arago의 발명처럼 연철심 둘레에 전기코일을 여러 번 감고 이 코일에 전류를 통하면 자기력이 생성되는데 이를 전자석電磁石, electromagnet이라고 한다. 이 전자석의 힘은 영구자석의 힘보다도 더 강하다고 한다. 이 원리를 응용해 전화의 수화기나 압축 가속기 그리고 모터 등이 나왔다고 한다. 이와 마찬가지로 앞으로 설명될 우리 몸의 세 중심축은 전자석과 같은 원리에 근거하는데 에너지의 세기가 강해져서 내 몸의 여러 가지 기능을 원활하게 해주는 촉매이자 필요할 때마다 끌어다 쓸 수 있는 비축 창고인 것이다. 이 저장소는 110쪽 그림처럼 '세 자기력의 중심축'으로 구성되어 있다. 첫째 중심축은 그림의 아랫부분에 위치한 곳이다. 배꼽을 중심으로 왼쪽 배와 오른쪽 배 그리고 등 뒤 척추 3번과 4번 사이를 포함한 위치로서 요추 부위에 해당된다. 말하자면 배뿐만 아니라 등 부분의 척추 3번과 4번 사이를 모두 포괄하는 부위다. 척추 3번과 4번 사이는 중국에서 원기의 근원이며 선천先天 기氣의 원천이라고 불리는 바 명문命門도 포함된다. 그림을 보면 알 수 있듯이 '첫째 중심축'은 배꼽을 중심으로 불교 선법에서 중요하게 여기는 단전 부위(배꼽 밑 5센티미터)를 포함한 배 부분과 등 쪽의 명문까지를 모두 포괄하고 있다. 여기서 독자들은 왜 배를 굳이 오른쪽과 왼쪽으로 나누어 설명하고 있을까, 의아해할 수도 있겠다. 이유는 배의 오른쪽 에너지와 왼쪽 에너지가 성질이 다르고 역할도 다르기 때문이다. 이제부터 하나하나 설명해 나가기로 하자.

먼저 배꼽은 우리가 다 아는 바와 같이 모태 안에서 탯줄로 영양

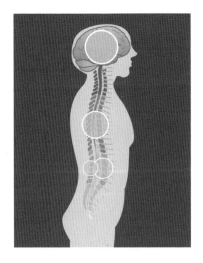

자기력의 세 중심축(옆모습)

을 공급받던 곳이다. 우리 몸의 정중앙에 위치하기 때문에 한의학에서 오장五臟과 통하고 인체 내 모든 경락과 연계되어 있다고 보아 배꼽을 통해 질병도 진단할 수 있다고 말한다. 이와 같이 배꼽은 매우 중요한 부위다. 인식의 감각 능력이 뛰어나면 상대방의 배꼽을 살펴보고 면역력을 판단하게 된다. 그리고 배꼽의 상태를 살펴보면서 HIV 바이러스를 지닌 에이즈 같은 질병이 있는지도 확인할 수 있다. 물론 이 확인 작업은 눈으로 보거나 만지는 등의 진찰이 아닌 방식인데* 이 점에 관해서는 다음 3부에서 설명할 것이다.

다음으로 배꼽을 중심으로 왼쪽 배는 원천 에너지의 정도를 식별할 수 있는 부위다. 여자는 왼쪽, 남자는 오른쪽이 되겠다. 일례로 임신한 사람의 태아 상태는 왼쪽 부위의 배를 통해서 느껴지게 된다. 10개월 동안 성장하는 태아의 건강 상태 등은 이 부위를 통해서 고스란히 느껴지며 출산이 임박해지는 9개월째부터는 배 전체로 느낌이 오게 된다. 그러므로 왼쪽 배의 에너지는 언제나 잘 보존되어야 하며 만일 손실되면 생명이 위험한 상태라고 볼 수 있다. 반면에 오른쪽 배의 이상은 부정적인 조짐을 가리킨다. 납이나 수은 등의 중금속에 중독되었을 경우 바로 이 오른쪽 배를 통해서 신호를 느낄 수 있다. 그래서 주위 환경 때문이든지 아니면 음식물 섭취 때문이든 중금속에 중독된 사람의 오른쪽 배에서는 에너지 흐름이 전혀 감

---

* 이 감각은 뇌의 인식 능력이 뛰어날 때 할 수 있는 방식으로 필자의 저서인 영어판《The Mysterious Human Body—How We Can Unlock our Human Potential》에 상세하게 설명되어 있다.

지되지 않는다. 또한 사람이 죽음에 이르렀을 때도 이 부위로 신호를 느낄 수 있다. 말하자면 배의 오른쪽 부위의 에너지는 현재 건강상태를 설명해주고 있는 것이다. 그런데 이 오른쪽의 '에너지 흐름'은 장수와도 연결된다. 언론매체에서도 기사화했는데 실제로 만나본 많은 장수자들을 진단하면 누구나 오른쪽 배에서 '에너지 흐름'이 활발한 것을 알 수 있다.

첫째 중심축의 마지막 부위인 등 뒤 척추 3번과 4번 사이, 소위 명문 부위는 사람의 원기인 생식 능력을 알 수 있게 해준다. 이 자리가 매우 건강하다면 마치 방금 구워낸 따뜻한 빵 덩어리를 얹어놓은 것과 같은 따스함을 해당 부위에서 느낄 수 있을 것이다. 이와 같이 배꼽을 중심으로 왼쪽과 오른쪽 배 그리고 등 뒤의 척추 3번과 4번 사이의 위치를 포괄하는 부위인 '자기력의 첫째 중심축'은 '에너지 흐름'이 항상 원활하고 생생해야 할 뿐 아니라 에너지가 축적되어 있어야 한다. 말하자면 위에서 설명한 전자석의 예처럼 강한 힘이 뭉쳐 있는 자기 에너지 집합소가 바로 우리 몸에 있는 세 중심축이다. 그런데 전자석은 전류를 끊으면 즉시 자기력이 상실되지만 몸의 중심축은 어떻게 관리하느냐에 따라서 지속적으로 왕성한 자기력을 지닐 수 있다는 점이 다르다

그렇다면 세 중심축에 에너지가 축적되는 것을 우리는 어떻게 느낄 수 있을까? '자기력의 첫째 중심축'이라고 설명된 부위, 즉 배와 등 뒤 요추에 있는 명문에서 마치 담요로 허리를 감싸고 있는 듯한 따스한 느낌을 느낄 수 있다면 에너지가 충분히 축적되어 있다고

볼 수 있다. 이 경우 면역력이 강해져서 어떠한 질병도 막아낼 힘이 있으며 나아가서 이 강력한 에너지는 뇌로 올라가서 뇌세포를 활성화해 치매를 예방할 수 있을 뿐만 아니라 우뇌가 활성화된다. 우뇌가 좋아지면 자연히 장수로 연결된다. 왜냐하면 좌뇌가 일상에서 반복하는 말하기와 호흡, 자기중심적인 손익 계산과 정보의 습득 등을 수행하여 어찌 보면 쓰면 쓸수록 소모되는 성질이 있다면, 우뇌는 직감과 감성 그리고 즐거운 일과 창의적인 일을 맡고 있어서 끊임없이 신경망을 새로 구축하며 정보의 보고가 되어 지혜를 생산하는 기능을 맡고 있기 때문이다. 그러니 우뇌는 좌뇌와 달리 쓰면 쓸수록 활성화되고 기능이 향상되어 삶에 보탬이 된다. 아마도 뇌로 올라간 충분한 에너지 때문에 몸에 좋은 도파민 수용체가 많아지기 때문일 것이다. 도파민은 행복감을 많이 느끼게 하여 그만큼 정신적인 스트레스가 사라지게 되므로 장수에 기여하는 것이다. 이러한 원리는 전자석의 자기력처럼 강한 자기력을 '첫째 중심축'에 지닐 수 있기 때문에 가능한 일들이다. 왜냐하면 이 자기력의 에너지는 척수의 신경다발 혹은 혈류를 통해서 뇌로 힘차게 운반되기 때문이다. 여러분들은 그것을 손과 발에서 느끼는 온기로도 알 수 있을 것이다. 왜냐하면 이 첫째 중심축의 에너지가 강하면 몸의 말단 부위인 손과 발까지 따스한 느낌이 강하게 흐르기 때문이다. 물론 앞에서도 설명했듯이 손발은 따스하나 배가 냉하다면 허열로 인한 증세라는 것을 염두에 둘 필요가 있다. 반면에 이 '자기력의 첫째 중심축'에 이상이 생기면 몸에서 질병이 나타나게 된다.

흔히 노인이 되면 기력이 쇠해진다는 말은 이 '자기력의 첫째 중심축'에 있어야 할 에너지가 고갈되었다는 뜻이다. 또한 '자기력의 첫째 중심축'에 이상이 생길 때 가장 먼저 나타나는 현상은 면역력이 떨어지는 것이다. 면역력이 떨어진다는 것은 우리 몸에 침투하는 바이러스나 세균을 막아낼 수 있는 능력이 상실되고 있다는 것이다. 노인들은 겨울이 되면 폐렴으로 사망하는 경우가 아주 흔하다. 감기가 들면 바이러스 등을 막아낼 면역력이 약해서 폐렴으로 진행되고 급기야 사망에 이르기 때문이다. 면역력이 약하면 염증이 일어나고 이것이 다시 암으로 전이되는 경우가 많다. 대표적인 예로 위의 염증이 암으로 전이되는 경우를 들 수 있다.

다른 종류의 암도 마찬가지라고 할 수 있다. 암을 일으킬 수 있는 요인이 몸에 생겨도 면역력이 강하면 얼마든지 퇴치해낼 수 있지만 그렇지 못할 경우에는 그만 암세포가 승리해서 암 환자가 되는 것이다. 흔히 의학계에서는 헬리코박터라는 균이 위암을 일으키는 원인자라고 보고 있다. 한데 이 균은 누구나 가지고 있다고 한다. 그러나 어떤 사람은 이로 인해 위암이 발병하고 어떤 사람은 그렇지 않다. 왜 그럴까? 면역력의 차이인 것이다. 헬리코박터 균뿐만 아니라 일반적으로 보통 사람들의 몸에 암세포는 지속적으로 생겨났다 사라진다고 한다. 그러나 면역력이 강하면 그 세포들을 모두 죽여 없애기 때문에 더 이상 암으로 진행되지 않는 것이다. 예를 들면 불에 탄 육류 섭취 그리고 흡연과 지나친 음주가 암을 일으키는 요인으로 지적되고 있으나 누구나 똑같이 암으로 이어지지는 않는다.

똑같이 감기가 들어도 누구는 폐렴으로 진행되고 누구는 그렇지 않은 식이다. 관건은 면역력이라고 봐야 한다. 현대에 기하급수적으로 늘어나는 아토피도 결국 면역력 부족에서 오는 것이다. 우리 몸에서 면역력이란 이만큼 중요하다.

이제 질병 예방이 아니라 면역력 강화가 관건이라는 말이 서구 사회에서 나오고 있으며 최근 일본에서는 면역력을 장수의 지름길로 보고 관련 연구에 매진하고 있다. 우리나라도 면역력 연구에 관심을 기울이고 있는데 몸에 면역을 정착시키는 방안을 이해하고 구체적으로 설명할 수 있어야 한다. 예를 들자면 면역력을 높이는 데 좋은 음식이나 물질을 논하거나 어떻게 백혈구의 NK세포나 대식세포, B세포 등을 늘릴 수 있느냐를 논하는 것은 너무 미흡하다는 것이다. 이보다는 문제에 좀 더 근본적으로 접근하는 방식이 필요하다. 즉 면역력을 높일 수 있으려면 우리 몸을 이해하는 새로운 시각이 필요하다. 필자가 말하는 '자기력의 첫째 중심축'에 저장된 에너지는 마치 전자석의 강한 자기력 같은 것으로서 우리 몸의 면역력과 직접적인 관련이 있다. 그 증거로 첫째 중심축에 해당되는 단전, 명문 등은 이미 인도의 요가에서 그리고 불교와 도가의 수련에서도 인체 에너지의 원천임을 밝히고 있으며 이를 강화하는 법을 제시하고 있다. 문제는 호흡이나 명상 혹은 양생법만으로는 한계가 있다는 것이다. 그렇기 때문에 이런 방법으로 수십 년을 수련해도 별 소득이 없는 경우가 허다하다. 그렇다면 이 첫째 중심축에 있는 자기력은 어떻게 면역력을 높여주는 걸까.

'첫째 중심축'에 축적된 자기력은 '중앙 중심축'인 척추를 통해서 또는 혈관을 따라 흐르는 마그네틱 채널을 통해서 우리 몸의 위쪽으로 이동하면서 여러 장기로 전파되고 활력을 불어넣는데 어떤 이유로든 이 기능이 차단되면 질병이 나타난다. 차단되는 이유는 세 가지가 있다. 잘못된 섭생 그리고 외부 환경의 영향과 땅의 수맥 기운으로 인한 방해 등이다. 몸의 '에너지 흐름'이 막히거나 원활하지 못하면 염증으로 이어지게 된다고 했다. 그러므로 '자기력의 첫째 중심축'은 건강을 가늠하는 척도일 뿐 아니라 수명까지도 예측해볼 수 있는 중요한 기둥축임을 알 수 있다. 의학적으로도 이 자리에는 소장과 십이지장 등이 자리 잡고 있어 섭취한 음식물로 영양을 만들어 혈액을 통해 몸의 각 부위로 전파하는 역할을 한다. 가장 중요한 생식기도 이 통로를 통해 연결되며 배꼽과 명문도 이 첫째 중심축에 위치하고 있음을 보아도 이 자리가 얼마나 중요한지를 알 수 있다.

자기력의 둘째 중심축

다음으로 '자기력의 둘째 중심축'은 몸의 중간 영역으로 가슴 부위를 말한다. 110쪽과 116쪽 그림에서 보듯이 등으로는 척추 7번과 8번 사이에 위치하며, 심장, 위, 간, 신장, 십이지장의 일부, 담낭, 비장 그리고 췌장이 자리 잡은 중간 부위를 모두 포괄하고 있다. 이 '자기력의 둘째 중심축'은 매우 중요한데 몸의 '에너지 흐름'의 중심 통로인 마그네틱 채널을 열 수 있는 위치이기 때문이다. 몸의 '에너지 흐름'의 통로를 연다는 것은 척추 속에 있는 척수의 기능을 원활하게 해준다는 의미다.

척수는 우리 몸에서 뇌의 명령을 몸 아래 각 부분으로 전달하며 역으로 몸의 각 부위에서 일어나는 일을 위쪽의 뇌로 전달하는 신경 다발들이 통과하는 곳이다. 이 통로는 활짝 열려 있어야 하는데 보통 20대 초반까지는 누구나 활짝 열려 있으나 여러 가지 이유로 나이가 들어가면서 서서히 반응 속도가 느려지다가 부분적으로 닫히기 시작한다. 다시 말해서 이 '자기력의 둘째 중심축'이 열려 있다는 것은 뇌와 척수의 신호 명령 체계가 활발하게 기능한다는 뜻이다. 예를 들자면, 시각, 청각, 후각, 미각 그리고 통각 등의 감각에 반응하여 대응하는 동작 행위가 젊을 때는 아주 빠르고 민첩하다. 그러나 나이 들수록 더디고 제대로 대응할 수 없게 된다. 뿐만 아니라 척수로 연결되는 뇌, 특히 간뇌에 자리한 뇌하수체에서 여러 호르몬 물질이 분비되는 일이며 몸의 각 부위에 있는 내분비샘을 통해 호르몬을 조절하고 통제하고 명령하는 작용 행위도 원활하지 못하게 된다. 이 경우 몸의 각 장기들에 질병이 들어서게 되는 것이다. 이렇게 중요한 부위가 '자기력의 둘째 중심축'이다.

요가 전통에서는 심장이 있는 자리가 신성神性이 있는 곳이며 신의 계시로만 알 수 있는 자리라 할 정도로 중

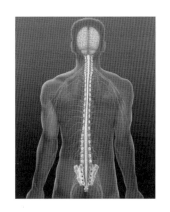

중앙 마그네틱 채널
(자기력의 둘째 중심축을 통한 흐름)

요하다. 그러나 신성이 살고 있다는 이 '자기력의 둘째 중심축'은 앞에서 본 '자기력의 첫째 중심축'에 에너지가 부족하면 제 역할을 못하게 된다. 왜냐하면 이 '자기력의 둘째 중심축'은 '자기력의 첫째 중심축'에 에너지가 충분하게 저장되어 있지 않으면 마그네틱 채널을 통해 제대로 영양이나 호르몬들을 위에서 아래로 또 아래서 위로 올려 보내거나 내려 보내는 역할을 할 수 없기 때문이다. 다시 말해서 척수의 끝부분이 '자기력의 첫째 중심축'과 연결되는데 거기에 에너지가 강하지 못하면 뇌 쪽으로 향하는 전달 체계가 부실해진다. 역으로 뇌, 특히 뇌하수체에서 만들어지는 호르몬 작용이나 연관 기관으로의 명령 전달도 제대로 수행할 수 없게 된다. 우리 몸의 손과 발 그리고 다섯 가지 감각기관과 각 장기들이 몸에 이상신호를 감지하면 이 신호를 원활하게 뇌로 보내주고 뇌는 즉각 판단해서 팔다리를 어떻게 움직이라든지 어떤 호르몬을 더 분비하라든지 하는 명령 신호를 내려 조치를 취하도록 한다. 그런데 몸의 마그네틱 채널에 이상이 생기면 신호를 보내는 일도 뇌에서 명령이 내려오는 일도 제때 실행되지 못하거나 아예 멈추게 된다. 그러면 몸에 병이 생기는 것이다.

이 신호를 보내거나 받는 작업이 제대로 일어나려면 마그네틱 채널이 원활하게 작동해야 할 뿐만 아니라 첫째 중심축에 에너지가 충실하게 저장되어 있어야 한다. 즉 원기가 있어야 한다는 것이다. 그래야 명령 체계가 아래에서 위로, 위에서 아래로 원활하게 왔다 갔다 하면서 잘못되고 있거나 잘못된 이상 체계를 감지해서 바로 수정하는 능력을 유지할 수 있다. 따라서 인체 시스템을 면밀히 연구하지 않고 접근하면 노화에 대한 근본 해결책은 결코 내놓을 수가 없다.

이쯤 되면 영리한 독자 여러분은 곧 알아차릴 수 있을 것이다. 노인이 되면 생기는 대부분의 질병, 예컨대 심장 등 혈관계 질환, 췌장 관련한 당뇨 등이 모두 '자기력의 둘째 중심축'과 연관되어 있다는 것을. 그렇다. '자기력의 첫째 중심축'은 마치 주춧돌을 튼실하게 놓아야 튼튼한 집을 지을 수 있듯이 인체를 강하게 하는 주춧돌 역할을 하고 이를 바탕으로 '자기력의 둘째 중심축'이 원활하게 활동을 할 수 있게 되는 것이다. 여러분들은 문득, "아, 그럼 배가 나온 것을 의미하나" 라고 생각할 수도 있다. 배가 나온 것과 '첫째 중심축'과는 상관이 없다. 다만 그 자리가 따스한 온기로 가득하거나 손과 발에 항상 따듯한 기운이 활발해야 한다. 외형상 배가 어떻게 보이느냐 하는 것과는 상관이 없다. 말하자면 지방이 아니라 에너지가 축적되어야 한다는 것이다, 에너지 고갈은 바로 '자기력의 둘째 중심축'에 영향을 미치게 되기 때문이다. 그렇다면 여러 이유로 나이가 들어감에 따라 막히게 된 '둘째 중심축'을 어떻게 하면 지속적으로 열려 있게 할 수 있을까. 이 문제는 3부에서 다룰 것이다.

자기력의 셋째 중심축

마지막으로 설명할 '자기력의 셋째 중심축'은 뇌 부분을 말한다. 치매 같은 질병이나 내분비기관의 이상도 뇌와 관련돼 있으므로 노화 과정에서 이 '자기력의 셋째 중심축'을 건강하게 한다는 것은 상당히 중요한 일이다. 세계보건기구WHO에서는 건강의 개념을 단순히 몸에 질병이 없는 상태로 정의하는 게 아니라 육신, 정신 그리고 사회복지까지 포괄해 정의하고 있다. 즉 인간 삶의 질을 우선시하는 입장인데, 뇌의 건강이야말로 삶의 질을 높이는 길잡이인 것이다. 신경세포가 하나의 큰 덩어리를 이루고 있는 뇌는 아기가 배아 상태일 때, 그러니까 수태 후 17일경에 신경조직 발생의 궁극적인 징조가 나타나기 시작한다고 한다. 이렇게 성장하기 시작한 뇌는 어른이 되면 1.4킬로그램으로 몸무게의 50분의 1가량에 해당한다. 약 2퍼센트 정도다. 그러나 뇌는 약 천억 개의 신경원으로 구성되어 있어서 우리 몸에서 일어나는 모든 대사와 관련해서 명령하고 통제하는 역할을 한다. 뇌의 운동은 대단히 왕성해서 지속적으로 산소와 영양물질이 공급되어야 한다. 이 공급원이 혈액인데 심장 박출량의 약 20퍼센트 정도를 뇌가 받아들이고 있다고 한다. 분당 750밀리리터의 혈액이 흘러가는 것과 같다. 이렇게 원활한 활동을 하는 뇌는 신체의 항상성 유지, 심장박동, 혈압, 혈액 내 농도, 체온 그리고 인지 작용을 비롯한 감정, 기억, 학습 등의 모든 영역을 관장하고 통제하고 있다.

이렇게 보면 뇌의 활동성은 우리 몸의 어느 기관보다 중요한데 뇌 기능의 지속성을 보장하려면 우리 몸의 에너지 흐름이 왕성해야 한다. 그런데 이 에너지 흐름의 척도는 바로 '자기력의 첫째 중심축'에 얼마나 많은 에너지가 비축되어 있는가에 따라 달라진다. 이 에너지에 힘입어 '자기력의 둘째 중심축'이 원활하게 제 역할을 하면 호르몬 조절 및 분비가 왕성해지는 것이다. 이 과정은 모두 혈액을 통해서 이루어지는데 순조로운 혈액순환은 곧 우리 몸의 '에너지 흐름'에 따라 결정된다. 결국 건강도 노화 억제도 우리 몸의 에너지 흐름에 따라 결정되며 이 에너지 흐름의 저장소인 세 중심축, 즉 아랫배를 중심으로 해서 척추 3~4번까지를 포괄하는 '자기력의 첫째 중심축' 그리고 가슴을 중심으로 해서 척추 7~8번까지를 포괄하는 '자기력의 둘째 중심축' 그리고 뇌 부위인 '자기력의 셋째 중심축'에 에너지가 충분히 비축되어 있어야 하는 것이다. 앞에서 장수 노인들의 경우 공히 오른쪽 배 부위에 에너지가 왕성하게 축적된다고 했는데 이 에너지가 뇌로 흘러가는 것이다. 특히 우뇌로 가게 된다.

노화에 따르는 질환들이 주로 인체의 어느 부위에서 일어나는지를 살펴보면, 치매 등 뇌 관련 질환과 순환기 계통의 혈관 문제에서 비롯되는 뇌졸중, 고혈압 등 심장 질환과 당뇨 그리고 내분비기관의 이상에서 오는 호르몬 부족 현상 등도 결국 뇌와 연계되어 있음을 알 수 있다. 마지막으로 뼈와 관련된 퇴행성 관절 질환이 있다. 생각해보면 뇌조직과 심장의 세포 수명은 다른 세포들과 달리 60년이라니 그래서 더 문제가 되는지도 모르겠다. 재생산의 기회도 없으니 말이다. 그렇다면 기왕에 타고난 뇌와 심장을 활성화하여 노화를 막거나 최소한 늦추는 방법을 생각하지 않을 수 없다.

이제 우리 인체를 놓고 생각해보자. 인체를 부위별로 상중하로 나누면 상위 영역에 머리가 있어서 뇌가 차지하고 있다. 중간 영역인 가슴 부위에는 심장, 위, 간, 신장 그리고 췌장이 자리 잡고 있다.

아래 영역인 배 부위는 배꼽, 장, 방광 그리고 생식기가 자리 잡고 있다. 우리가 지금까지 보아온 노화 관련 질병이 중간 영역과 상위 영역에 집중돼 있음을 알 수 있다. 심혈관계 질환을 보면, 치매의 경우 중간 영역과 관련이 있고 호르몬 이상 등 내분비 기관 질환은 시상하부인 뇌 영역, 즉 상위 부분과 관련이 있다. 그런데 이런 질병들 모두가 결국은 '자기력의 첫째 중심축'에 있어야 할 에너지가 고갈된 것이 첫째 원인이었음을 알게 된다. 이제 자기력의 첫째 중심축에 에너지를 비축하는 방법을 설명해보기로 하자.

몸과 우주 자기력의 상관성

인체와 우주의 에너지 교류

우리 몸에서 진행되는 노화 현상에 대처하려면 무엇보다 몸을 새로이 이해하는 방식이 중요하다고 했다. 이는 동서양 의학의 어떤 방식과도 다른데, 첫째로 기억해야 할 것은 우리 몸에는 자성이 있어서 마그네틱 채널을 통해 순환하는 에너지 흐름이 있다는 것이었다. 이 마그네틱 채널은 중국의 기나 인도의 나디 개념과 유사하나 흐름의 본질은 자기력을 지닌 흐름이라는 점이 달랐다. 자기력은 그 본질인 자성에 의해 다른 자성을 띤 물체와 서로 끌어당기거나 밀어낼 수 있는 성질을 가지고 있다. 마그네틱 채널을 따라 흐르는 자기력은 우리 몸에서 세 중심축을 형성하면서 건강과 질병, 노화에 직접 영향을 미치고 있다. 그렇다면 이 마그네틱 채널이 항상 원활하게 열려 있어 우리 몸에 자기력의 흐름을 강하게 만들려면 다른 강한 자성과 교류해 충전을 받아야 한다. 왜냐하면 자성끼리는 서로 밀고 당기는 성질을 지녔기 때문이다. 그렇다면 우리 인체보다 더 강한 자성을 가진 대상은 무엇일까에 생각이 미치지 않을 수 없다. 그것이 바로 거대한 힘을 가진 우주 천체이다.

지구뿐 아니라 우주의 행성들은 수성과 화성을 제외하고는 모두 자성을 가지고 있다. 이 가운데 인체에 직접 영향을 미치는 것은 필자의 체험으로는 태양을 중심으로 한 지구와 달의 중력과 인력 관계이다. 우리가 잘 알고 있듯이 지구는 자전한다. 지구의 자전 속도는 달의 인력과 관계가 있다. 달의 인력은 지구 대양의 바닷물을 끌어당김으로써 만조와 간조의 조석을 일으킨다. 만조는 지구의 자전 때문에 12시간마다, 간조는 달의 공전 때문에 24분마다 간만의 차이가 일어난다. 이러한 자전과 공전의 과정에서 바닷물은 들고 나기를 거듭하는데 그때 바닷물의 세기를 물때라고 한다. 이 물때는 1물, 2물, 3물, 4물…… 7물 사리…… 10물이라고 부르는데, 이 숫자는 물이 들어오는 정도를 나타낸다. 지역마다 명칭은 다양하다. 그런데 10물에 이르면 다음에는 한객기, 대객기, 조금, 무수의 순서로 나가게 된다. 이 가운데 7물 때를 사리라고 부르는데 이때는 물의 세기가 가장 강하다. 그 후로는 물살의 강도가 꺾이기 시작해서 조금을 전후로 한객기, 대객기, 무수를 거치며 물살이 아주 약해진다. 낚시꾼들에게는 이 물때의 들고 나는 것이 필요한 정보이다. 그런데 이러한 바닷물의 왕래는 태양과 지구와 달이 어떤 각도를 형성하는가에 따라 달라진다. 태양과 지구와 달이 일직선상에 놓여 있을 때는 태양의 조석력이 달의 조석력에 합쳐지게 되는데 이때 바닷물의 세기가 가장 강해진다. 그러니까 사리 때를 말한다. 반면에 태양과 달이 지구를 중심으로 90도 위치에 놓이게 되면 조석력이 상쇄되는데 이때가 바로 조금이다. 정리하면, 보름을 전후해서는 물살이 강한 사리 때가 되고 상현이나 하현의 반달인 때는 바닷물의 움직임이 거의 없는 조금 때가 된다는 것이다.

지구와 달, 태양의 상관관계에서 중력과 자기력의 강도도 추정해볼 수 있다. 물론 이 내용은 모두 필자의 체험에 바탕을 둔 것임을 밝혀둔다. 필자는 가끔씩 우주의 에너지가 너무 강하게 머리에 쏟아지는 바람에 잠을 못 이루곤 했다. 왜 그러는지 도저히 이유를 알 수 없었다. 마치 누군가 머리 위로 더운물을 쏟아붓는 느낌이 들 정도로 에너지가 너무 강해서 잠을 이룰 수가 없을 정도였으며 횟수는 한 달에 두어 번 정도였다. 그러다가 우연히 바닷가 지역에서 나온 달력을 보게 되었는데 거기에 위에서 설명한 물때의 명칭들이 날짜 밑에 기록되어 있었다. 놀랍게도 필자가 그토록 강한 에너지 때문에 잠을 못 이루었던 날들이 모두 조금과 무수 때, 그러니까 태양과 달이 지구를 중심으로 90도 위치에 놓여 조석력이 상쇄된다는 반달이 뜨는 때임을 알게 되었다. 말하자면 태양과 달, 지구가 삼각형을 이루는, 상현과 하현달이 뜰 때 그토록 강한 에너지가 머리 위로 쏟아져 들어왔다는 것이다. 바로 그때가 지구의 자기력이 가장 강한 때가 아닐까? 말하자면 태양의 인력과 달의 인력의 방향이 바뀌어 서로의 인력을 방해하게 되는 때 지구의 자기력이 강해지며, 우리 인체는 이 자기력을 흡수해 인체의 자기력을 강화할 수 있다는 것이다. 비유하자면 배터리로 충전하는 것과 같다고 할 수 있다.

지구의 강한 자기력을 통한 인체의 배터리 충전은 몸의 마그네틱 채널을 아주 원활하게 작동시키며, 더 나아가 우리 몸에서 자기력의 세 중심축에 에너지를 저장하는 것이다. 충전받은 우주의 자성이 왜 에너지가 되어 저장되는가. 이는 섭취한 음식물의 산화 분해 과정을 거쳐 이온화되는 생리 화학 작용을 활발하게 해주는 것이 바로 몸에 있는 자기력임을 생각하면 쉽게 이해할 수 있다. 그러므로 몸의 마그네틱 채널을 통해 자기력을 강화할수록 이 과정이 더 효율적으로 진행되어 낭비 없이 에너지로 저장될 수 있다. 이유는 에너지 전환을 통해 몸의 중심축에 에너지원인 열로 저장할 수 있기 때문이다. 이렇게 음식물의 산화 과정에서 필요한 필수 요소가 바로 자기력이며 이 자기력을 강화해야 한다는 것이다. 그러므로 내 몸에서 미약하게 작용하는 자성을 지구 자기력의 강한 자성을 받아 강화함으로써 섭취한 음식물의 산화 분해 과정이 활성화되는데, 이 활성화된 작용은 바로 우리 몸의 신진대사를 원활하게 해주는 것이다. 이 과정에서 우리 몸에 있는 세 중심축 저장소가 핵심 역할을 하게 된다. 실제로 외부에서 몸에 작용하는 자기력의 크기는 몸의 자기력과 속도에 비례한다고 한다. 즉 몸의 자기력을 강화해 속도를 높이는 만큼 우주 자기력의 충전이 더 강화된다는 이야기다. 그렇다면 몸의 자기력의 속도는 어떻게 높일 수 있을까. 비결은 마그네틱 채널 활성화인데 바로 음식 섭취가 관건이다. 올바른 영양소를 섭취하지 않으면 충전은 아주 미약하게 된다.

우리 몸이 자기력을 흡수할 수 있는 이유는 인체가 자성을 띠고 있기 때문이다. 또 몸의 자기력이 충전된다는 것은 우리가 지구에 몸담고 있는 한 언제든지 이런 과정을 되풀이할 수 있다는 말이다. 요컨대 인간은 언제든지 우주의 에너지를 충전받아 노화를 방지하고 건강한 몸을 유지할 수 있다는 것이다. 그렇다면 역으로 중력이 강한 보름에 지구의 자기력은 그만큼 약해진다는 이야기다. 말하자면 중력이 강하면 자기력이 약해지고 자기력이 강해지면 중력은 약해진다. 필자가 이러한 결론을 내린 이유는 극지방에서 일어나는 오로라 현상을 목격했기 때문이다.

오로라 현상은 태양에서 방출된 입자들이 태양풍을 따라 지구 근처에 왔다가 지구 자기력에 이끌려 대기로 진입하면서 하늘에서 빚어내는 아름다운 빛의 향연이다. 지구에서 자극磁極에 가까운 북반구와 남반구의 고위도 지방은 지구의 중력이 가장 약한 곳으로 알려졌는데 거기에서 천체의 오로라 현상이 자주 일어난다. 그렇다면 이 오로라가 있는 곳은 지구의 자기력이 아주 강하다는 얘기다. 실제로 필자는 오로라가 아주 강하게 일어났던 시기인 2013년에 캐나다 북쪽의 옐로나이프에 갔다. 캐나다는 북아메리카 최북단에 위치하며 북반구에 속한다. 그중에서도 가장 북단에 위치한 옐로나이프는 캐나다 국경 북서쪽에 자리 잡고 있는데 오로라 관광으로 잘 알려져

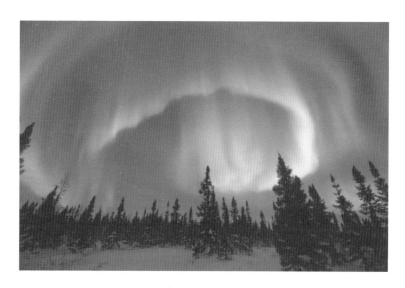

북반구에 나타난 오로라 현상

있다. 기온이 영하 30도까지 내려갈 정도로 춥고 긴 겨울 날씨가 특징인 옐로나이프는 오로라를 보기 위해서 많은 관광객들이 몰려오는 곳이다. 관광객들은 주로 밤하늘에 펼쳐지는 오로라의 현란한 장관을 사진 찍거나 보기 위해서 모여들고 있으나 필자는 강한 자기력의 에너지를 듬뿍 받기 위해 갔었다. 3박 4일의 여행 일정에서 오로라가 어떨 때는 나타나지 않기 때문에 복이 있는 사람들만 보는 거라고들 하는데 필자는 운 좋게도 멋진 오로라의 향연을 목격했다. 왜냐하면 그때가 바로 태양과 달이 지구를 중심으로 90도 위치에 놓이는 시기였기 때문이다. 말하자면 복이나 운이 아니라 자기력이 가장 강한 시기였기 때문인데, 그 아름다운 빛의 향연이 밤하늘에 장

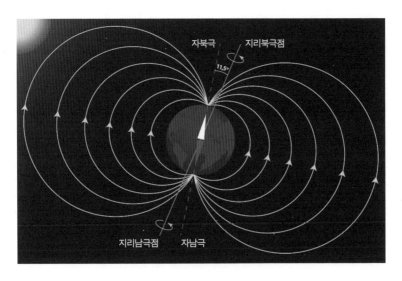

자북극　　지리북극점

11.5°

지리남극점　　자남극

지구 자기력의 형성 모습

관을 이루었다. 필자는 현란한 빛 아래서 아주 강한 에너지를 듬뿍
받아 기분이 좋았던 기억이 지금도 생생하다.

　이와 같이 자기력은 지구의 북반구에서 아주 강하다. 134쪽 사
진처럼 북반구와 남반부에서는 자기력이 아주 촘촘하게 몰려 있기
때문이며 자기력이 더 강해지는 때는 태양과 달이 지구를 중심으로
90도의 위치에 놓이는 시간대이다.

　지금까지 우리는 지구에서 자기력이 강한 시기와 장소를 알아
보았다. 즉 자기력이 강해지는 시간대는 태양과 달이 지구를 중심
으로 90도의 위치에 놓여 조석력이 상쇄되는 상현이나 하현달이 떠
오를 때이다. 태양과 달과 지구가 삼각형을 이루어 달이 반달이 되

는 이 시기에 바다에서는 물이 적어져 오도 가도 않는 조금의 시기다. 반면에 태양, 지구, 달이 일직선을 이루어 태양의 조석력이 달의 조석력에 합쳐져서 바닷물의 세기가 아주 강해지는 보름의 시기에는 자기력이 약해지는 만큼 중력이 강해진다. 그렇다면 중력과 자기력이 인체에 미치는 영향은 서로 어떻게 다를까. 자기력이 약해지므로 상대적으로 중력이 강해지는 보름의 시기에는 인체의 에너지가 주로 아래에서 위로 강하게 올라간다. 마치 바닷물의 물살이 강하게 밀려 들어오는 것과 같다. 민감한 사람들은 혈압 상승을 느낄 수 있으며 정신적으로 문제 있는 사람들은 이때 증상이 더 악화된다. 그래서 정신병동에 입원한 환자들은 보름 때 더 힘들어진다고 한다. 또한 참지 못하고 욱해서 일어나는 범죄 행위들도 이 보름을 전후해서 더 많이 일어나지 않을까 생각된다.

이런 생각을 입증하는 근거가 있는데 바로 인도에서 수행하는 요가 수련이다. 인도의 요가 수행자들은 보름날이 수행의 최적기라 여긴다. 요가 수행의 백미는 쿤달리니 상승에 있다. 쿤달리니Kundalin -sakti란 앞에서 나디를 설명할 때 언급했듯이 몸의 척추 부위인 수슘나 나디를 통해서 몸의 엉덩이 밑뿌리 부위에서 잠자고 있는 요니Yoni라는 신성의 에너지를 깨워 일으켜 머리 위로 강하게 끌어올려야 해탈에 이를 수 있다는 개념을 바탕으로 한 전통 요가 수행 방식이다. 그러니 이 에너지를 깨워 일으키려면 강한 힘으로 밀어 올려야 하는데 보름이야말로 최상 최적의 시기인 것이다. 왜냐하면 보름의 시기에는 바닷물이 만조를 이루면서 밀려들듯이 강한 중력의 힘

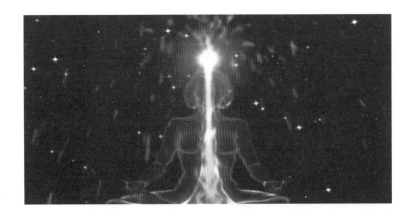

쿤달리니 상승의 모습

이 아래에서 위로 밀려 올라오기 때문이다. 강할 때 중력의 속도가 빛의 속도와 같다고 하니 얼마나 강한지 알 수 있다. 그래서 인도의 쿤달리니 요가 수행에는 주로 보름이 되는 날을 쿤달리니 수행의 최적기로 보아 이 시기를 전후해서 요가센터에서는 캠프를 열고 있다. 이 영향을 받아 불교의 수행승도 보름을 중시하는 경향이 있으나 필자가 보기엔 옳지 않다. 왜냐하면 불교의 선 수행은 요가의 쿤달리니 수행과 달리 머리를 맑게 해야 하는데 보름에는 오히려 머리 위로 에너지가 올라오게 되므로 역효과가 날 수 있기 때문이다.

이와 반대로 태양과 달이 지구를 중심으로 90도가 되어 반달이 뜨는 시기에는 지구 자기력이 강해지고 우리 몸으로 자기력의 에너지가 들어오는데 중력과는 정반대로 주로 머리 위에서 들어와 발아래로 내려가게 된다. 이때 머리는 시원하고 온몸에는 따스한 온기가 돌게 된다. 이 강한 자기력은 몸의 마그네틱 채널을 통해 들어오는데 온몸의 혈액순환이 왕성해지며 손과 발이 따뜻하게 된다. 이런 우주 자기력이 우리 몸에 영향을 주어 약한 인체의 에너지를 보강할 수 있게 된다. 인체의 에너지 보강이란 곧 몸의 '자기력의 세 중심축'에 자기력을 비축하는 것을 의미한다. 여기서 독자 여러분들은 당장 의문을 제기할 것이다. 그렇다면 왜 한 번도 본인들은 그런 것을 느껴본 일이 없는가. 이는 너무나 당연하다 하겠다. 왜냐하면 이 우주 자기력의 힘을 받으려면 몇 가지 요건이 먼저 충족되어야 하기 때문이다. 이 과정은 3부 '어떻게 노화에 대처할 것인가'에서 상세히 설명할 것이다. 우리는 먼저 우주 자기력을 충분히 이해해야 한다.

우주 자기력의 다양한 특성과 분류

우리가 지금 살고 있는 이 땅의 표면은 고체 상태의 지각이라고 할 수 있다. 이 지각을 지나 지구 안쪽으로 깊이 들어가면 유동성 있는 고체 상태의 맨틀이 있고 더 들어가면 금속성 액체 상태의 외핵이, 그리고 더 들어가면 금속성 고체 상태의 내핵이 있다. 지구의 이러한 여러 층의 모습을 잘 이해할 수 있게 하는 영화가 나왔다. 2003년에 나온 영화 〈코어The Core〉는 우리가 살고 있는 지구에 자기력이 존재한다는 사실을 널리 알리고 우리가 항상 마시고 사는 산소처럼 우주의 자기력이 얼마나 고마운 존재인가를 일깨우는 영화다. 이 영화는 지구에 자기력이 없다면 인간을 포함한 모든 생명체는 치명적인 타격을 받게 된다는 사실을 일깨워준다. 영화의 도입부를 보자.

도시의 하늘을 날아다니던 수천 마리의 비둘기 떼가 갑자기 방향감각을 잃어버려서 건물과 유리창에 그대로 부딪혀 피투성이로 나가 떨어지고 몸에 심장박동기를 단 사람들은 작동이 멈춰 그대로 사망하며 차량의 전자장치는 먹통이 되어 여기저기서 차량들이 충돌하고 강한 자외선으로 샌프란시스코의 금문교가 녹아내리고 로마의 콜로세움이 벼락 맞아 무너진다. 한마디로 아비규환이다. 실제로 지구에 자기력이 없다면 일어날 수 있는 일이다.

종이에 자석을 놓고 철가루를 뿌리면 철가루가 그려내는 모습으로 자기력을 볼 수 있듯이 지구가 만들어내는 자기력에 의해 우리는 나침반의 방향을 찾을 수 있으며 태양계로부터 날아오는 우주 방사선과 고에너지 입자들이 우리 몸에 침입해서 생체조직에 유전자 변이를 일으키는 심각한 사태들도 방지되는 것이다. 말하자면 지구의 자기력은 생명체의 삶을 보호해주는 안전막인 것이다. 이것은 또한 지구상의 모든 생명체들도 몸에 자성을 지니고 있기 때문에 가능한 일이다. 그렇지 않은가? 두 물체의 자성이 서로 밀거나 끌어당기기 때문에 지구의 보호막을 받아들일 수 있게 되는 것이다.

실제로 이것을 규명하는 실험이 이미 여러 차례 있었다. 비둘기의 머리에는 자석 같은 물질이 뼈와 경막 사이에 있다고 한다. 이것을 빼냈더니 비둘기가 집을 찾아가지 못하더라는 것이다. 또한 먼 거리를 이동하는 생물체들도 모두 몸속의 자성에 의해 방향을 찾아 이동할 수 있다고 한다. 바다에서 살고 있는 바닷가재도 그렇고 꽃에서 꿀을 채취해오는 꿀벌도 그렇다고 한다. 이런 과학적 증거들은 지구의 모든 생명체들은 자성이 있고 지구의 자기력이 생명체에 대단히 중요하다는 사실을 일깨운다. 그렇다면 지구의 이 자기력은 어떻게 생겨나게 되었을까. 여러 가지 학설이 있지만 다이나모의 이론이 가장 유력하다고 한다. 다이나모 이론에 따르면 발전기처럼 자기력 속의 도체가 움직이면 전류가 발생되는데 이 전류가 다시 자기력을 생성한다는 것이다. 이런 발전기 역할은 지구의 외핵이 수행한다. 외핵은 전도성이 큰 철과 니켈로 이루어진 유체라고 하는데 이 유체는 유도전류가 되어 자기력을 생성한다. 또한 이 유체는 중력 내부에서 온도와 밀도의 차이에 의해서 대류운동을 일으켜 지구 회전축에 따라 자기력을 형성한다. 영화 〈코어〉는 어떤 원인에 의해 이 발전기 역할을 하는 외핵이 멈춰서 엄청난 재앙이 일어났다는 상황을 설정한다. 주인공이 지구 속으로 깊이 들어가 이 외핵을 돌아가게 한다는 이야기인데 다이나모의 이론에 근거한 가상현실을 보여주고 있는 것이다.

다이나모의 이론에 근거해서 제작된 영화를 보면서 우리는 두 가지 점을 읽어낼 수 있다. 지구의 모든 생명체들은 자성을 지닌 존재이고 지구에 존재하는 자기력은 이러한 생명체들에게 없어서는 안 될 보호막이라는 것이다.

지구의 자기력은 97~98퍼센트가 주 자기력으로서 외핵의 전류에 의해 발생했고 1~2퍼센트는 지각의 자기력인데 지각 내의 자화된 암석에 의해 발생한다고 한다. 이 1~2퍼센트는 외부 자기력에 의해 지구 대기권 밖의 대전입자들에 의해 발생한다고 한다.

이것은 자기력의 분류를 보여주고 있다. 그런데 필자의 체험으로 보건대, 자기력을 이렇게 분류하고 보니 자기력의 특성도 다양하지 않을까 생각된다. 왜냐하면 어떤 곳에는 우리 몸의 '첫째 중심축'에 좋은 강한 에너지가 있는가 하면 '둘째 중심축'에 강하게 작용하는 에너지가 있는 장소도 있으며 '셋째 중심축'에 유익하도록 머리 위에서 강한 에너지가 오는 장소도 있기 때문이다. 이런 강한 힘은 치유 에너지로 활용될 수 있다. 예컨대 자궁이 안 좋은 사람은 '자기력의 첫째 중심축'의 에너지가 강한 곳에 있으면 냉기가 흐르던 자궁에 온기가 돌아오는 것을 느낄 수 있다. 이처럼 우주 자기력이 인체에 미치는 놀라운 실례들은 얼마든지 있다. 필자는 책을 출간하는 일로 미국에 갔을 때, 대학에서 만난 미국인 남자 직원이 심장에 문제가 있었다. 산책하면서 이야기하기로 했는데 기왕이면 심장에 좋은, 그러니까 '자기력의 둘째 중심축'에 좋은 장소로 데려갔다. 필라델피아에 있는 공원이었는데, 둘째 중심축에 좋은 강한 자기력이 흐르는 장소가 있어 거기에 서 있게 했다. 한 30분가량 지나자 이 미국인은 놀라움으로 소리를 질렀다. 손이 따스해진다는 것이다. 쳐다보니 얼굴에 혈색이 돌아오고 있었다. 벅찬 감동에 젖은 서양인의 여러 가지 표현은 지금 생각해도 기분이 좋다. 이렇게 놀라운 능력을 발산하는 것이 바로 지구의 자기력인 것이다.

필자는 대학에서 한 기관의 수장을 맡아 심각한 일이 생겨 얼마 동안은 정말 어찌할 바 모르게 머리가 무거워지고 혈압도 오르는 등 몸이 반란을 일으켰다. 그래서 퇴근 후에 '자기력의 셋째 중심축'에 좋은 장소를 찾아 가서 앉아 있었다. 머리 위에서 쏟아지는 에너지는 머리를 아주 시원하게 식혀주며 몸 상태를 정상으로 되돌리고 있었다. 머리 아픈 문제가 해결될 때까지 매일 퇴근 후에 곧바로 그 장소로 가서 스스로 치유할 수 있었다. 이러한 엄청난 우주 자기력의 효과는 바로 내 몸에 자성이 있기 때문에 가능한 것이다. 지구의 자기력을 흡수해서 아프거나 안 좋은 부위에 강한 자기력을 받는 것이다. 참으로 자연은 고마운 존재가 아닐 수 없다. 그런데 자기력의 강도는 장소마다 다른데 원인은 더 연구해볼 일이나 필자가 보기에는 앞에서 논의한 자기력의 다양성 때문이 아닐까 한다.

우리가 몸담고 있는 지구의 3분의 1은 자기력이 아주 강한 곳이며 3분의 1은 좋지도 나쁘지도 않은 곳이고 나머지 3분의 1은 인체에 해를 주는 나쁜 곳이라고 필자는 생각한다. 인체에 해를 주는 장소를 흔히 사람들은 수맥이 흐르는 곳이라고 부른다. 수맥은 정말 끔찍하게 인체에 해를 끼친다.

필자는 지리산 깊은 산속에 잘 단장된 어느 멋진 절에 간 적이 있다. 그런데 멋지게 어우러진 산사와 달리 절터의 기운은 강한 수맥으로 가득 차 있었다. 수맥이 그 정도로 강하다면 거기에 살고 있는 사람은 반드시 병이 나게 되어 있다. 인체에 해를 끼치는 수맥은 세 종류가 있다. 그것도 첫째 중심축에 영향을 끼치는가, '둘째 중심축' 아니면 '셋째 중심축'에 영향을 끼치는가에 따라서 세 가지가 된다. 이 가운데 둘째 중심축에 강하게 영향을 미치는 수맥에서는 뱀도 많이 살고 있다. 그 절이 바로 그런 곳이었다. '둘째 중심축'이 심하게 냉해지면서 필자는 호흡도 어려울 정도였다. 그래서 방에서 나온 스님에게 물었다. 여기에 혹시 뱀이 많지 않습니까, 하고. 스님은 깜짝 놀라며 어떻게 알았느냐고 묻더니 이야기를 쭉 해주었다. 여기에 아주 큰 뱀들이 여러 마리 사는데 그들이 매일 아침이면 나오므로 염불도 해주고 해서 아예 친구처럼 되어버렸다고 한다. 필자는 수맥 기운이 강해서 그런 것이라면서 이곳 주지 스님은 건강하신가 물었다. 객스님이라는 그 스님은 또 놀란다. 주지 스님은 수술 받으러 병원에 갔는데 여러 차례 무릎 관절 등을 수술 받으셨다고 했다.

수맥이란 이렇게 인체에 엄청난 해를 끼친다. 흔히 동판을 깔면 수맥을 예방할 수 있지 않느냐 하고 묻는다. 구리와 비스무트 그리고 수은, 납 등은 반자성反磁性으로 알려졌다. 자성에 반한다는 것이다. 아마도 그렇기 때문에 수맥의 기운을 막아낼 수 있을 거라는 믿음이 생겼을지도 모른다. 그러나 구리판을 아무리 깔아도 치고 올라오는 수맥의 강한 기운을 막아낼 수는 없다. 왜냐하면 동판이 막아내는 힘보다 더 강하게 우리 몸의 자성이 땅의 수맥 기운을 끌어들이기 때문이다. 그러므로 될수록 수맥의 기운이 강한 곳은 피하는 것이 최선이다. 둘째 중심축에 강하게 작용하는 수맥이라면 그곳에 사는 사람들은 둘째 중심축에 속하는 장기들인 심장, 비장, 췌장 등이 냉해를 입어 병이 나기가 쉽다. 필자 생각으로는 자기력이나 수맥 기운은 땅 속에 어떤 물질들이 많이 있느냐에 따라 달라지지 않을까 한다. 예컨대 철이나 코발트, 니켈 등은 강자성强磁性으로서 외부 자기력이 없어도 자기화되어 있는 물질들이다. 이 경우에는 우리 인체의 자성이 강하면 상호작용하게 되어 자기력을 배가시킨다. 역으로 구리나 비스무트, 수정, 납 등은 자성에 반하므로 인체에 힘이 되지 못하고 오히려 해를 주는 게 아닐까 한다. 더 연구해볼 일이다.

이와 같이 지구 자기력의 특성들은 강한 충전 에너지로 작용함을 알 수 있다. 반면에 수맥처럼 해를 끼치는 것도 있음을 기억해둘 필요가 있다. 다음 문제는 어떻게 하면 우주의 충전 에너지를 받을 수 있느냐 하는 것이다.

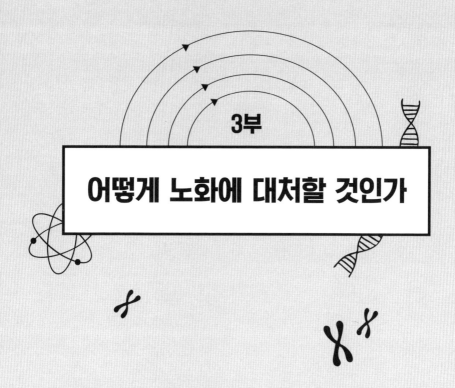

3부

어떻게 노화에 대처할 것인가

5장
우주 자기력을 수용하는 방법

자기력의 수용체로서 몸 만드는 과정

우리가 늙어가는 것이 두려운 이유는 젊음을 잃어버리기 때문일 것이다. 더군다나 노화 과정에서 올지도 모르는 질병 때문에 평생을 누워 지내게 되지나 않을까. 더 나아가 가족도 못 알아보게 된다는 치매에 걸리지나 않을까 하는 걱정이 항상 마음속을 맴돌기 때문일지도 모른다. 최근 통계에 의하면 성인 열 명 중에 일곱 명은 자신의 질병으로 인해 가족에게 부담이 되는 것을 가장 두려워한다. 젊음의 아름다움이 사라지고 있음을 아쉬워하는 나이는 대략 20대 후반부터 30~40대 연령대일 것이다. 그리고 50대부터는 노화로 인한 질병과 치매를 걱정하는 때일 것이다. 그러나 노화의 진행은 어느 누구도 막을 수 없으며 우리는 이를 생명체의 자연스러운 과정으로 인식하고 편안하게 받아들여야 한다. 늙음을 탓할 것도 누구를 원망할 것도 없이 어떻게 하면 건강하고 활기차게 질병 없는 삶을 누리며 살 것인가를 생각하는 것이 무엇보다 현명하다. 예전에 연세가 지긋한 어르신들이 세월을 탓하며 늙음을 원망하던 때가 있었다. 가난에 허덕이고 전쟁도 겪으면서 살아오는 동안에 본인의 삶보다는 오로지 가족들을 위해 헌신하며 살아오다가 그만 때가 되니 갑자기 허망한 생각이 들어 그랬을지도 모른다.

오늘날 우리는 다른 사람을 위해 희생하며 살지도 않고 각자의 인생을 누리는데 노화에 대한 두려움과 불안감은 오히려 과거보다 더한 듯하다. 왜 그럴까. 예전과 다르게 현대인은 다양한 삶의 편리를 누린다. 시간을 들여 정성 어린 손맛으로 만들어낸 슬로푸드 대신 마트에서 사서 잠깐 데워 먹으면 되는 가공식품과 인스턴트식품들이 넘쳐난다. 아주 다양하고도 편리한 인스턴트식품들은 우리의 입맛을 자극할 뿐 아니라 변질시키고 있다. 바쁜 현대인들이 따로 시간과 정성을 들일 필요가 없는 먹거리들에 길들여져가고 있는 것이다. 어디 식생활뿐이랴, 주거생활도 편리한 아파트로 전환되면서 이미 건축 과정에서 조성된 공해 물질로 고통받게 된 지가 오래되었다.

하지만 이런 편리함의 대가는 참으로 엄청나다. 아이들은 아토피로 고생하며 성인들은 각종 성인병과 면역력 저하로 시달리고 넘쳐나는 공해 물질은 인체에 중금속 오염이라는 심각한 사태를 야기하면서 우리의 생명을 재촉하고 있는 실정이다. 현대는 장수 시대라고 하지만 장수도 건강한 장수여야 의미가 있다. 병상에 누워 고통

속에서 오랜 세월을 산다는 것은 정말 힘든 일이 아닐 수 없다. 어디 이것뿐이겠는가. 어떤 이들은 각종 공해 물질로 호르몬이 변화하여 분노조절장애라는 심각한 정신질환을 겪으며 자신만이 아니라 타인도 고통의 구렁 속으로 몰아넣고 있다. 우리의 몸과 정신이 병들어가서 사회 전체가 서서히 병들어가고 있는 현상을 보이고 있는 것이다.

스스로 건강을 지키고 삶을 책임지려면 몸도 마음도 건강해야 한다. 건강한 노화의 기본 전제는 건강한 몸이며 건강은 또한 아름다운 노화로 이어지게 된다는 사실을 잊어서는 안 된다. 말하자면 노화의 문제는 우리의 삶 전반에 걸쳐 평생 관리해야 할 문제이지 일정 시기에 국한된 문제가 아니라는 말이다. 노화에 대비하려면 자기 건강을 지키는 일부터 시작해야 한다는 말이다. 이렇게 근본적인 문제부터 짚어가지 않으면 지금도 우리 몸에서 진행되고 있는 노화의 과정은 영원히 풀지 못할 부담으로 남아 있을 수밖에 없다. 누구나 경험하듯이 몸이 약해지면 마음도 약해져서 매사에 의욕이 없어지고 의지도 약해지게 되므로 해내야 할 일의 결과도 형편없게 된다. 이렇게 볼 때 건강이란 우리 삶의 지표에 있어서 초석이자 근본이 되는 인생 최대의 자산임에 틀림없다. 건강검진의 결과를 이야기할 때 의사들은 나이에 비해서 혈관의 나이가 젊다거나 혹은 너무 늙었다는 이야기를 한다. 건강 상태와 노화 여부는 몸의 관리에 달려 있지 나이와 꼭 일치하진 않는다는 말이다.

그렇다면 우리는 어떻게 건강관리를 해야 할까. 올바른 건강관리를 위해서는 우선 우리 몸을 우주와 연관 지어 새롭게 이해해야 한다. 인간과 우주의 관계성은 중국이나 인도에서처럼 철학적이거나 종교적인 맥락에서만 설명할 수 있는 것이 아니다. 실제로 현실 속에서 규명할 수 있음을 확인했다. 즉 우리의 몸이 우주와 연계되어 있다는 개념에 기반을 둔 시디 방식은 인체가 자성이 있기 때문에 성립할 수 있다는 것이다. 이 자성은 몸속의 마그네틱 채널을 통해 이동하고 있다. 이 마그네틱 채널은 중국의 기나 인도의 나디와 유사한 개념이지만 다른 점은 이를 통해 에너지가 순환될 뿐 아니라 우주의 자기력을 충전받을 수 있다는 것이다. 이 에너지는 다른 표현으로 자기력이라고 할 수 있다. 이 마그네틱 채널을 항상 원활하게 유지 관리하여 에너지 흐름을 자유롭고 강하게 만드는 것이 건강의 첫걸음임을 알 수 있다.

이 채널을 통해 순환되는 에너지는 우리 몸에서 세 장소에 비축되어야 하는데 그것을 '자기력의 세 중심축'이라고 했다. 우선 '자기력의 첫째 중심축'의 위치는 배꼽을 중심으로 왼쪽 배와 오른쪽 배 그리고 등 쪽의 척추 3번과 4번 사이를 포괄한 위치를 말한다. 말하자면 배뿐만 아니라 등의 척추 3번과 4번 사이인 요추를 모두 통괄한 부위이다. '자기력의 둘째 중심축'은 몸의 중간 영역으로 가슴 부위를 말한다. 척추 7번과 8번 사이에 위치하며, 심장, 위, 간, 신장, 십이지장의 일부, 담낭, 비장 그리고 췌장이 자리 잡은 중간 부위를 모두 포괄한다. 마지막으로 '자기력의 셋째 중심축'은 뇌 부분을 말한다. 이 세 장소에 에너지가 비축되면 건강을 유지하고 질병 없는 노화를 맞이할 수 있음을 알 수 있었다. 또한 앞에서 설명한 바와 같이 시기, 장소에 맞추어 충전받는 우주의 자기력은 매우 강력해서 질병의 치유와 더불어 자기력의 세 중심축에 에너지를 저장하는 원천이 되고 있음을 알 수 있었다.

지금까지의 설명을 간략하게 요약한다면 첫째, 우리 몸은 자성이 있는데 이 자성은 마그네틱 채널을 통해 순환하면서 생명을 유지한다. 둘째, 이 마그네틱 채널은 항상 막힘없이 제대로 열려 있어야 에너지가 원활하게 순환되며 우주의 자기력을 충전받을 수 있다. 셋째, 우리 몸에 있는 세 자기력의 중심축은 항상 우주로부터 자기력을 충전받아 건강한 몸을 유지하고 에너지 비축을 하게 되며 이 저장된 에너지로 건강한 노년을 맞을 수 있게 된다. 우리 몸에 대한 이러한 새로운 시각이 충분하게 이해되었다면 방법론으로 들어가자. 자, 어떻게 자기력의 세 중심축에 에너지를 저장할 것인가.

마그네틱 채널 열기

자성이 있는 우리 몸은 마그네틱 채널을 통해 에너지가 순환되는데 마그네틱 채널은 51억 개가 넘는 혈관을 타고 우리 몸 구석구석에까지 연결되어 있다. 그런데 이 마그네틱 채널이 힘을 받아 원활하게 작동되려면 심장이 자리 잡은 '자기력의 둘째 중심축' 부위가 막힘없이 열려 있어야 한다. 왜냐하면 이 자리는 마그네틱 채널을 여는 통로 문이 있기 때문이다. 이 통로 문은 태어나면서부터 저절로 열려 있으며 머리 위로 뇌까지 연결된다. 우리가 흔히 아기들을 돌볼 때 머리 위를 꽉 막거나 누르면 안 된다고 하는데 바로 이 '자기력의 둘째 중심축'이 막히게 되기 때문이다. 이처럼 태어나면서부터 열려 있는 '자기력의 둘째 중심축'은 척추 7번과 8번 사이의 통로를 말한다. 그러나 항상 열려 있어야 할 이 둘째 중심축은 여러 가지 원인들로 좁아지다가 막히게 된다. 예컨대 젊은 나이라도 건강이 나쁘고 허약하거나 혹은 질병이 들게 되면 에너지 흐름이 원활하지 못해 마그네틱 채널은 좁아지다가 막히게 된다. 또한 노인 단계로 접어들어 노화가 진행되면서도 서서히 막히게 된다. 그러므로 이 통로 문을 열어주는 작업이 선행되어야 한다. 이 통로 문을 여는 곳이 바로 강한 지구의 자기력이 있는 곳이다. 자기력이 강한 곳에 가면 저절로 열리게 되는데 이때 올바른 음식 섭취가 요구된다. 자석의 힘이 약하면 주위의 철을 많이 끌어당길 수 없듯이 우리 몸의 자성도 강하지 않으면 지구의 자기력을 끌어당기지 못하게 된다. 왜냐하면 우리 몸에 흐르는 자성의 힘, 즉 속력은 우주의 자기력을 받아들이는 크기와 비례하기 때문이다. 그러므로 자석의 힘을 강화하는 것처럼 몸에 있는 자성의 힘을 키워야 하는데 그것이 반드시 섭취해야 할 음식에 있다. 자기력을 찾아갈 때는 주로 동물성 단백질을 섭취하는 것이 좋다. 특히 첫째 중심축에 좋은 종류를 추천한다.

자기력이 강한 장소는 주로 큰 산 주위에 있다. 산이 크고 높을 수록 자기력의 세기는 강하다. 그렇다면 산에 오르면 되지 않겠는가. 사람들은 힘을 들여 산을 오르는데 등산은 혈액순환을 좋게 하지만 그런 효과는 고작 며칠 지속될 뿐이다. 왜냐하면 등산을 통해 활발하게 된 혈액순환이나 신진대사의 효력을 우리 몸이 오랫동안 저장해놓지 못하기 때문이다. 우리 몸에 있는 세 중심축에 그런 효력들을 저장할 수 있어야 한다. 그러기 위해서는 단백질 섭취 후에 자기력이 강한 장소를 정확히 찾아가서 우주 혹은 지구의 자기력을 충전받으면 되는데 그 장소는 주로 산 정상보다는 산 주위, 특히 주차장이나 근처 마을 등에 있을 확률이 높다. 큰 산 주위를 서성이다 보면 몸에 어떤 신호가 느껴지는데 다리에 꿈지럭대는 듯한 느낌이 오거나 머리 위가 묵직해지는 것이다. 그런 곳은 강력한 자기력이 흐르고 있어서 자기력이 형성되어 있는 장소인데 이때 거기에 앉거나 서 있으면 된다. 시간은 적어도 두 시간 정도는 머물러야 한다.

이때 음식 섭취는 필수이며 누군가와 함께하는 것이 여러모로 도움이 된다. 서로 이야기를 해도 되지만 몸에 어떤 변화가 오는지를 느끼면서 머물러 있는 것이 더 효과적이다. 그러나 책을 읽어도 되고 누군가와 이야기를 해도 되지만 내 몸에서 일어나는 느낌은 놓치지 말아야 한다. 그 느낌이 나중에는 굉장한 기쁨으로 바뀔 때가 있다. 그런 기쁨을 느낄 수 있다면 에너지가 저장되고 있는 것이다. 에너지로 저장될 경우 몸이 따스해지는 느낌이 든다. 그런데 산뿐 아니라 도로, 바다, 강 등 자기력이 강한 장소는 다양한 곳에 있다. 물이 있다고 해서 자기력이 없는 것은 결코 아니다. 심지어 사무실, 공원, 찻집, 시장 중에도 자기력이 강한 곳이 있다. 그러므로 우리가 어디에 가든지 몸에서 일어나는 변화에 감각을 집중할 필요가 있다.

이 이야기는 참으로 시사하는 바가 많다. 독자 여러분은 느꼈는지 모르겠다. 여러분이 어디에 가든지, 아니 언제 어디서나 몸에 일어나는 반응을 느낀다는 것은 곧 여러분이 자신에게 깊은 관심과 애정을 쏟는다는 뜻이다. 그래야 가능한 일이다. 이 말은 자신을 사랑하는 힘도 키울 수 있다는 말이기도 하다. 항상 내 몸에 관심을 기울여야 이 모든 것을 느낄 수 있기 때문이다. 이거야말로 일석이조가 아닐 수 없다. 우리 주위에서 일어나는 불행한 사건들은 모두 자신을 사랑하지 않아서 일어나는 경우가 많다. 자신의 내면을 찬찬히 들여다보거나 귀를 기울인다면 결코 일어나지 않았을 일들을 쉽게 저지르는 사람들을 참 많이도 본다.

다시 본론으로 돌아가서, 어떤 사람들은 우연히도 지구의 자기력이 강한 장소에 살고 있다. 이런 곳에 사는 사람들은 거의 매일 강한 자기력의 힘을 받으므로 그에 합당한 양질의 음식 섭취가 필요하다. 그러지 않으면 오히려 강한 에너지 때문에 지칠 수 있는데 신기하게도 그렇게 되지는 않는다. 왜냐하면 그런 곳에 살면 저절로 소화가 잘되고 식욕도 좋아져서 잘 먹게 되기 때문이다. 당사자들은 자신들이 왜 건강한지 이유도 모르고 살겠지만 우주의 자기력은 이렇게 인체에 중요한 영향을 미치고 있는 것이다. 이와는 정반대인 경우도 있다. 앞에서 설명한 대로 나쁜 영향을 끼치는 수맥이 흐르는 데서 사는 사람들은 이유 없이 아프게 된다. 셋째 중심축에 영향을 주는 수맥이 흐르면 머리가 늘 무겁고 아프고 둘째 중심축에 영향을 주는 수맥이 흐르면 늘 소화가 안 되거나 심장이 냉하다고 느낄 수 있으며 첫째 중심축에 영향력이 큰 수맥이 흐를 경우에는 항상 장이 냉해져서 이에 따른 여러 증상에 시달리게 될 수도 있으며 특히 여성에게는 냉대하증이 올 수도 있어서 냉한 자궁으로 인해 치명적인 병을 앓을 수 있다. 자궁의 채널은 유방과 밀접한 관계가 있기 때문에 유방 쪽에도 문제가 생길 수 있다. 만일 이유 없이 같은 증상이 지속된다면 우선 수맥이 흐르는 곳에 사는지를 생각해볼 필요가 있다.

이 다양한 증상들은 바로 수맥의 종류에 따라 나타나기 때문이다. 수맥 때문에 생기는 질병은 거주지를 옮기는 것 말고는 달리 방법이 없다. 특히 수맥이 있는 장소는 높은 층까지 악영향을 미치기 때문에 이런 경우 집을 옮기는 것이 상책이지만 그럴 수 없다면 수맥이 약한 쪽으로 침실을 옮기면 훨씬 도움이 된다. 집의 반은 수맥이 아주 강한데 나머지 반은 그렇지 않은 집도 있다.

몸의 마그네틱 채널을 열기 위해서는 그에 합당한 음식을 섭취해야 하고 그 후에는 자기력이 아주 강한 곳에 찾아가 얼마 동안 서 있으면 되는데 이때 열리는 시간이 개인별로 다르다. 즉 당사자의 마그네틱 채널이 막혀 있는 정도와 건강 상태, 그리고 섭취한 음식의 질에 따라 다르다. 그런데 앞에서 설명한 것처럼 시기도 맞추는 것이 좋다. 즉 지구를 중심으로 태양과 달이 90도가 되는 때, 물때로는 조금, 무수가 되는 때인 반달이 뜨는 날 시도하는 것이 더 효과적이다. 왜냐하면 그때 지구의 자기력이 강해져서 좀 더 수월해질 수 있기 때문이다. 이런 시기는 한 달에 두 번씩 오는데, 필자는 그런 날 아주 강한 자기력이 흐르는 산장에서 지인의 마그네틱 채널을 열게 했다. 나이 예순이 된 지인은 단지 채널을 열었을 뿐인데 그날 이

후로 날씨만 흐려지면 가끔씩 머리가 무겁고 띵하게 아파오던 증상이 사라졌다고 한다. 에너지 순환 통로인 마그네틱 채널이 소통되었기 때문이다. 그와 같이 우리 몸에서 둘째 중심축에 위치한 마그네틱 채널의 통로 문을 여는 일은 무엇보다 중요한 첫걸음이다. 이 통로 문이 열려야 비로소 세 중심축에 에너지를 저장할 수 있기 때문이다. 통로 문이 확실하게 열리면 온몸의 마그네틱 채널이 원활하게 소통되고 그런 다음에는 '자기력의 세 중심축'에 에너지가 비축된다.

우주 자기력의 수용 방식

우리 몸에 있는 세 중심축에 에너지를 저장하려면 우선 각자의 몸에 질병이 없어야 한다. 자기력의 세 중심축에 에너지가 비축되면 이 질병의 치유에도 큰 효과가 있다. 앞에서 본 것처럼 지구의 자기력에 따라 첫째 중심축에 좋은 장소가 있으며 둘째 중심축에 좋은 곳이 따로 있다. 첫째와 둘째 중심축에 좋은 장소에서는 자연스레 머리 위로 어떤 무게감이 느껴지면서도 개운하고 가벼운 느낌이 든다. 이런 곳은 머리가 아플 때 가면 정말 시원하게 아픔이 사라진다. 첫째 중심축에 좋은 강한 자기력이 흐르는 곳에 가면 여러분들은 단전 혹은 배 그리고 명문으로 에너지가 들어오는 것을 느끼게 되는데, 해당 부위에 혈액이 원활하게 순환되는 느낌과 함께 벌레가 몸에 기어 다니는 느낌이 들면서 시간이 감에 따라 온기를 함께 느낄 수 있다. 이때도 적합한 음식 섭취가 전제 조건임은 물론이다. 첫째 중심축에 도움이 되는 음식은 보통 원기에 좋은 음식이다. 만일 자궁 등 생식기에 이상이 있거나 허리가 아프거나 장 계통에 문제가 있다면 이 첫째 중심축에 좋은 강한 자기력이 흐르는 곳에 가면 좋은데 이때도 알맞은 음식 섭취는 필수이다. 첫째 중심축에 좋은 자기력은 여러분이 서 있을 때 배 쪽으로 느낌이 오게 되는 곳이다. 이런 장소는 무엇보다 질병 치유에 도움이 되니 참으로 고마운 일이다. 그런 체험을 할 때마다 자연의 위대함을 절절히 느끼게 된다.

필자는 아침이면 자신의 몸을 스크린한다. 마치 병원에서 MRI를 찍듯이 그냥 몸을 쭉 스쳐가면서 사진 찍듯이 읽어나간다. 이 작업은 불과 몇 초면 충분하다. 다른 사람을 스크린할 때도 마찬가지이다. 어떻게 그럴 수가 있는가. 필자의 몸에 형성되어 있는 세 중심축에 있는 자기력이 그만큼 강하기 때문일 것이다. 우리가 잘 아는 바와 같이 전기는 순간적으로 이동하지 않는가. 그처럼 순간적인 집중으로 스크린해서 알 수 있는 것이다. 이 스크린 작업은 상대방을 볼 필요도 없으며 그냥 이름만 알아도 되고 이름도 모를 경우 누군가의 마음속에 있는 주인공이라는 정보만으로도 충분하다.

독자 여러분들은 이런 이야기를 들으면 아마도 필자가 초능력이 있기 때문일 것이라고 생각할지 모르지만 전혀 그렇지 않다. 필자가 미국에서 전자책으로 발간한 《신비한 인간의 몸》이란 책에서도 썼지만 누구나 초능력을 발휘할 수 있다. 다만 자신의 몸에 있는 자기력의 세 중심축에 얼마나 에너지가 저장되었느냐에 달렸을 뿐이다. 왜냐하면 앞 장에서도 설명했듯이 첫째 중심축에 저장된 에너지는 셋째 중심축이 있는 뇌로 전달되어 뇌에서 특별한 능력을 발휘할 수 있게 되는 것이다. 즉 인식 능력이 탁월해지기 때문이다.

아침이면 필자는 스크린을 통해서 몸을 진단하면서 장기의 어느 부위가 약해져 있는지를 본다. 이에 맞추어 식단을 짜고 이걸로도 부족하다 싶으면 이 부위에 좋은 강한 자기력을 찾아간다. 예컨대 오늘은 췌장이 약하구나 그러면 둘째 중심축에 좋은 음식을 찾아 먹는다. 양고기나 장기간 숙성된 고다 치즈가 좋다. 그리고 둘째 중심축에 강한 자기력이 쏟아지는 장소를 찾아간다. 음식은 해당 장소에 찾아가기 직전에 먹는 것이 더 도움이 된다. 오전에 간다면 아침 식사로 오후에 간다면 점심으로 먹는 것이 좋다. 많이 허약한 상태라면 아침과 점심을 모두 그에 적합한 음식으로 먹으면 더 좋다. 이것은 마치 피부에 상처가 나면 연고를 발라서 보호해주는 것처럼, 지쳐서 약해진 장기에 적당한 영양을 제공해서 원기를 북돋아주는 이치다. 이때 강한 자기력을 충전받으면 금상첨화이다. 음식도 문제가 된 장기의 종류와 상태에 따라 다르게 섭취해야 한다. 이때 몸의 상태가 췌장이 약해진 정도가 아니라 이미 당뇨까지 간 사람이라 할지라도 여기에 맞는 음식 섭취와 자기력 충전은 치유에도 크게 도움이 된다. 물론 질병 때문에 복용하던 약이 있다면 약 복용도 병행하면서 말이다. 적당한 음식과 더불어 강한 자기력을 충전받으면 췌장이 있는 둘째 중심축에 온기를 느낄 수 있게 된다. 질병이 있다면 느끼는 시기는 훨씬 더 늦어질 수도 있다.

이와 같이 우리 몸에 있는 세 중심축에 우주 자기력을 충전받기 위해서는 우선 해당 부위에 질병이 없어야 하는데, 질병이 이미 있는 경우에도 치유에 도움이 된다. 해당 부위의 질병이 치유되지 않으면 에너지가 비축되지 않는다. 우리 모두가 자기 몸을 스크린하는 능력을 갖춘다면 몸 상태를 알 수 있으므로 미리 대처할 수 있게 되고 미리 대처하면 질병을 예방하고 건강해지니 노화는 저절로 해결되지 않을까 한다. 비유하자면 전날 과음한 사람이 다음 날 쓰린 속을 달래기 위해 해장에 좋은 음식을 챙겨 먹어 위장을 달래는 것과 같다. 우리 몸의 여러 장기들이 소리 없이 병들어가고 있는데도 이를 알아채지 못해 제때 보호해주지 못하고 그냥 내버려두다가 병을 키우고 만다. 만일 우리가 평상시에 자기 몸을 스크린할 수 있는 능력만 있다면 모든 문제는 저절로 해결된다고 본다. 우리 몸은 질병이 악화되기 이전에 신호를 보내고 있기 때문이다. 그런데 미리 몸을 스크린해 질병을 알아챌 수 있는 능력은 자기력이 강한 곳을 찾으면서 몸으로 느껴가는 작업을 하면서 계발된다. 앞에서 설명했듯이 자기력이 있는 장소로 여겨지는 곳, 즉 큰 산 주위에서 천천히 걸으면서 몸 어느 쪽으로 신호가 오는가를 느껴가면서 찾는 것이다. 물론 이 단계에 이르기까지는 상당한 시간이 걸리지만 개인의 노력과 정성에 따라 빠를 수도 있다. 우리가 스스로 몸을 스크린할 수만 있다면 자신의 건강은 자신이 지킬 수 있으니 실로 큰 보물을 얻게 되는 것이다.

요즈음 텔레비전을 보면 건강 관련 프로그램이 많이 방영된다. 몸의 장기 어디가 좋지 않으면 어떤 신호가 온다는 내용인데 예컨대 어두운 안색, 피곤함 그리고 소화 장애, 가려움 등 몸에서 일어나는 증상을 설명하면서 질병 가능성을 알려주는 것이다. 그런데 이렇게 몸에 증상이 나타난다면 이미 상당히 진행된 상태인 것이다. 필자가 말하는 스크린은 그런 증상들이 나타나기 이전에 특정 부위가 허약해지는 것을 미리 느낄 수 있는 방법이다. 말하자면 특정 장기가 피곤으로 이상 신호를 보내는데 스크린을 해보면 해당 부위가 냉하다는 것을 느낄 수 있다. 더 나빠진 상태면 냉기가 더 강해져 마치 얼음처럼 차고 거기서 더 나빠지면 아프기까지 한다. 이럴 때는 이미 종양으로 진행된 경우이다. 스크린으로 장기의 어떤 부위가 냉하다고 느끼면 그 부위에 영양 보충이 필요한 것이다. 이때 영양 보충이란 약 복용이 아니라 음식 섭취와 자기력 충전을 말한다. 제때에 필요한 영양을 공급해주면 더 이상 나빠지지 않고 정상으로 되돌릴 수 있다. 우리 몸을 스크린하는 능력만 키울 수 있다면 질병은 물론이고 노화를 대비하는 데 아무런 걱정이 없을 것이다. 거듭 말하자면 이런 능력은 자기력의 세 중심축에 에너지를 비축해야 비로소 완성될 수 있고 무엇보다 젊을 때, 건강할 때 시작해야 한다. 몸에 질병이 없는 상태라야 세 중심축에 에너지가 저장되기 때문이다.

자기력의 첫째 중심축에 해당되는 장기들은 자궁이나 생식기, 방광 그리고 장과 신장이 있다. 특히 여성의 자궁은 유방과 밀접하게 연결되어 있어서 자궁이 좋지 않은 경우 유방으로 문제가 확대되는 경우가 흔하다. 그러므로 여성은 자궁 관리를 특히 잘해야 하는데 남자나 여자나 생식기는 에너지의 근본이 되는 곳이므로 특히 첫째 중심축은 아주 중요하다. 이 첫째 중심축에 비축된 에너지는 마그네틱 채널을 통해 둘째 중심축을 거쳐 뇌까지 올라가야 하기 때문에 이 첫째 중심축에 에너지가 있고 없음은 건강의 척도이자 면역력의 지표가 되며 노화의 잣대가 되기도 한다. 그러므로 이 부위에 있는 장기들이 건강해야만 한다. 그래야만 에너지가 비축될 수 있기 때문이다. 이 첫째 중심축에 속한 장기들이 건강하다면 노화 문제는 저절로 해결될 수 있다. 그렇기 때문에 이 첫째 중심축을 생명의 원천이라고 부르는 것이다. 예로부터 이 첫째 중심축에 포함된 척추 3~4번 쪽에 있는 명문이 강하면 건강은 걱정할 것도 없다는 도가道家의 말이 있는 것이다. 이 위치에 있는 에너지가 강하다는 것은 첫째 중심축이 강화되지 않고는 도저히 얻을 수 없는 결과이기 때문이다. 그런데 나이가 들수록 이 부위 에너지가 제일 먼저 고갈된다.

흔히 나이가 드니 기력이 달린다는 말을 노인들로부터 자주 듣게 된다. 바로 첫째 중심축에 저장해놓은 에너지가 고갈되었기 때문이다. 이렇게 볼 때 첫째 중심축에 에너지를 저장하는 일이야말로 곧 건강한 노화를 준비하는 첫걸음이 아닐 수 없다. 앞에서 말했듯이 이 작업은 젊을 때 시작해야 한다. 우리가 젊은 청춘이라고 부르는 이유는 몸에 혈기가 왕성하기 때문이다. 혈기가 왕성하면 마그네틱 채널이 막힘 없이 원활하기 때문에 장기들도 막힘이 없어서 음식을 섭취하면 소화가 잘되고 영양분이 제대로 호르몬으로 만들어지고 세포로 가고 혈액으로 가고 첫째 중심축에 충실히 저장될 수 있기 때문이다. 그런데 나이가 들거나 병에 걸리면 마그네틱 채널이 막히기 시작해 문제가 생긴다. 그렇기 때문에 젊을 때부터 마그네틱 채널을 잘 관리해줄 필요가 있다. 오늘날 다이어트 열풍으로 몸매를 멋지게 만들기 위해 젊은 나이에 적당한 음식 섭취까지 기피하는 젊은이들이 질병에 허덕이는 것을 볼 수 있다. 예전 같으면 젊은 나이에는 잘 생기지 않던 질병인 당뇨나, 면역력 저하가 원인인 대상포진 그리고 관절 질환 등등 헤아릴 수도 없는 질병들로 고생한다. 흔히 골병든다는 말을 어르신들은 자주 한다. 골병이란 겉으로는 잘 드러나지 않으나 속으로 깊이 든 병을 말한다. 이런 젊은이들은 그야말로 골병이 들어가고 있는 것이다. 제때 섭취해 공급해주어야 할 영양을 외면하는 바람에 장기가 서서히 병들어가고 있는 것이다. 거기다가 몸에 해로운 인공색소나 방부제 덩어리들을 서슴없이 몸에 주입하고 있으니 정말로 걱정스럽다. 이런 사람들의 경우 건강관리는 물론 노화 대비는 꿈도 꾸기 어렵게 된다. 이와 같이 적당한 음식 섭취란 평소 건강 유지에 필요불가결한 조건이다.

여기서 또 하나 짚고 넘어가야 할 것이, 중장년층에서 일어나고 있는 채식 열풍이다. 나이가 들면 육류가 좋지 않다면서 채식만 고집하는 경우다. 서양이나 인도 같은 경우에는 채식만 해도 될 정도로 양질의 유제품이 넘쳐나기 때문에 가능하다. 인도는 양질의 우유로 만든 두부같이 생긴 파니르나 요구르트가 많다. 인도의 우유는 끓여놓으면 위에 기름이 두껍게 끼는데 마치 소꼬리를 장시간 고아 끓인 다음 식히면 지방이 두껍게 끼는 것과 같다. 인도 우유는 그토록 진하다. 그 우유로 파니르나 요구르트를 만들어 섭취하기 때문에 채식주의자라도 부족한 영양으로 인한 건강이상은 별로 없다. 더구나 이 우유로 만든 버터(현지어로 기ghi)를 끼니마다 먹는 주식인 보리로 만든 둥글넓적한 자파티에 발라 먹는 식습관으로 필수 아미노산을 충분히 섭취한다. 서양에서는 우유로 만든 유제품이 더 발달했다. 수백 가지가 넘는 다양한 치즈로 육류보다 더 질이 좋은 단백질 제품을 만들어내고 있다. 특히 5년 정도 장기간 숙성시킨 고다치즈는 음식이라기보다는 마치 보약 같은 효과를 준다. 미국의 어느 가정집에 식사 초대를 받은 적이 있었는데 식탁에 버터와 치즈가 있었다. 보니 모두 질이 안 좋고 방부제도 들어 있었다. 당장 마트로 부부를 데리고 가서 양질의 버터와 치즈를 추천해준 일이 있다. 이때 관련 식품들을 스크린하는 방법도 내 몸을 스크린하는 것과 같다. 잠깐, 여기서 재미있는 이야기를 하면 어떤 식품이나 식재료든지 간에 만일 상품이 아주 뛰어난 경우는 아랫배 단전 부위가 따스해지는데 심지어 끓어오르기까지 한다. 강한 자기력을 충전받는 것과 같은 현상이 일어난다. 그러면 정말 기분이 좋은데 요즘은 원두커피를 마실 때도 그런 현상을 종종 경험한다. 그런 커피는 보약이나 다름없다.

이야기가 잠깐 빗나갔지만, 요컨대 우리나라 채식주의자들은 이 양질의 우유나 제품들을 접할 수 없기 때문에 다른 나라의 채식주의자들과는 상황이 다르다는 것이다. 한국에서는 채식주의자들을 위해 콩 제품을 다양하게 내놓고 있다. 다양한 콩 제품들이 육류 같은 모양과 맛을 내기도 하나 절대로 육류나 생선, 계란 등의 동물성 단백질의 성분을 대신할 수는 없다. 우리 몸의 각 세포들은 매일 생성되고 소멸되면서 교체되고 있다. 이 과정에서 단백질 공급은 필수다. 이때 공급되어야 할 단백질이 반드시 동물성 단백질이어야 한다. 왜냐하면 단백질의 영양가를 나타내는 수치가 동물성 단백질과 식물성 단백질이 서로 다르기 때문이다. 즉 동물성 단백질의 수치는 80이나 100 정도로서 필수 아미노산으로 구성된 양질이지만 콩 종류는 고작 30 정도이기 때문이다.

더 중요한 것은, 우리의 뇌, 척수 같은 세포의 연조직이나 근육, 혈관의 탄성 조직 그리고 뼈와 치아를 구성하는 세포 경조직들의 생성과 소멸 과정에는 콜라겐이나 엘라스틴류의 단백질이 필수인데 이것은 채소류가 아닌 육류와 계란, 생선류 등의 동물성 단백질을 통해서만 만들어지기 때문이다. 특히 신경조직을 지탱하고 혈관이나 근육, 방광 그리고 피부조직과 허파, 골, 연결 조직 등을 유지하고 생성하는 데 필요한 콜라겐이나 엘라스틴이 부족하면 우리 몸의 기본 구성까지 문제가 생기므로 세 중심축에 에너지를 저장하는 일은 거의 불가능하게 된다. 왜냐하면 자기력의 첫째 중심축에 저장된 에너지가 셋째 중심축인 뇌로 올라가고 뇌에서 다시 첫째 중심축과 명령을 주고받고 교차 순환하는 과정에서 척수와 신경조직, 혈관이 아주 활기차게 작동해야 하는데 여기에 동물성 단백질에서 나온 양질의 필수 아미노산과 콜라겐 그리고 엘라스틴이 꼭 필요하기 때문이다. 특히 이 성분들은 피부에도 필수적이기 때문에 노화로 인한 기미나 검버섯 그리고 주름 등을 예방하고 방지하는 데도 요긴하다. 그러므로 나이가 들수록 필수 아미노산의 섭취는 게을리하지 말아야 한다.

필자는 한국인은 물론 외국인들을 대상으로 시디 방식을 통해 건강과 인간의 능력을 계발하기 위한 워크숍을 열었었다. 동물성 단백질을 섭취하지 않겠다는 채식주의자들은 처음부터 참가 자격을 제한했다. 왜냐하면 소기의 목적을 달성할 수가 없기 때문이다. 그러나 몇몇 외국인들은 건강이 너무 좋지 않으므로 자신의 룰을 깨고 동물성 단백질 섭취에 동의하며 워크숍에 임했었다. 그들 가운데 심장에 문제가 있거나 아토피로 고생했던 미국인과 자궁에 문제가 있던 영국인이 있었는데 8주간의 워크숍 동안에 놀라운 변화를 경험했었다. 이런 모든 경험들은 동물성 단백질의 섭취가 우리 몸에 얼마나 중요한가를 단적으로 말해준다. 또한 자기장이 강한 곳에서 몸속 마그네틱 채널의 활성화와 음식 섭취가 우리 건강에 얼마나 큰 도움이 되는지도 알 수 있게 한다. 이와 같이 채식만으로는 우주의 자기력을 충전받는 데 한계가 있을 수밖에 없으며 자기력의 세 중심축에 에너지를 저장하는 것도 불가능하다 하겠다. 그러므로 건강을 위해서나 세 중심축에 에너지를 저장하기 위해서는 특정한 음식을 고집해서는 안 된다는 점을 명심해야 한다. 그런데 이러한 단백질도 장기에 따라 서로 다른 효과가 난다. 다음 장에서 보기로 하자.

6장

세 중심축에 에너지 저장하기

우주 자기력이 강한 장소를 찾아

자기력의 첫째 중심축

우리 몸에 있는 세 중심축에 자기력의 에너지를 비축하려면 다음 몇 가지 사항이 필수적이다. 우선, 둘째 중심축에 있는 마그네틱 채널의 통로 문을 열었다면 각 중심축에 알맞은 음식을 섭취한 다음 각 중심축에 좋은 강한 자기력이 있는 장소를 찾아가는 것이다. 처음에 이런 곳을 찾아갈 때는 앞에서도 여러 번 언급했지만 시기가 매우 중요하다. 태양과 달이 지구를 중심으로 90도 위치에 놓여 조석력이 상쇄되는 시기가 자기력이 가장 강한 때인데, 우리가 흔히 하늘에 보이는 달이 반달인 때를 중심으로 삼으면 된다. 이때는 자기력이 강해지기 때문에 같은 자기력이라도 효과가 배가 되기 때문이다. 이러한 몇 가지 요건들을 충족시키기 위해서는 반드시 각 중심축에 합당한 음식을 섭취해야 한다. 첫째 중심축은 보통 원기와 관련된 위치이므로 일반적으로 원기가 좋다는 음식을 먹으면 된다. 원기에 좋다는 음식으로는 몇 가지 구근류와 봄철에 잠깐 나오는 나물류 등을 들 수 있지만 우주의 자기력을 충전받으러 갈 때는 반드시 동물성 단백질이 필요하다. 야채류에도 원기에 좋은 성분들이 많지만 처음 자기력이 있는 곳에 가서 에너지 충전을 받는 데는 역시 동물성 단백질이 더 강력한 힘을 발휘할 수 있기 때문이다. 음식을 충분히 섭취하고 난 다음 첫째 중심축에 영향을 주는 강한 자기력이 있는 장소에 가면 다음과 같은 현상이 나타나게 된다. 우선 소화가 잘되므로 트림, 방귀 등의 요란한 반응이 나오는데 이는 자기력이 강하기 때문에 열린 몸의 마그네틱 채널을 통해 오는 반응이다. 둘째 중심축에 있는 마그네틱 채널의 통로 문이 열려 있어서 우주의 자기력이 몸의 자성과 소통되고 있다는 증거다. 이런 작은 소요는 곧 그치게 되며 체험자의 다리 위로 뭔가가 스멀거리면서 혈관이 소통되는 듯한 느낌을 받게 된다. 우주의 자기력이 내 몸의 자성을 통해 소통되기 시작하는 것이다.

이 과정까지 걸리는 시간은 각자의 몸 상태에 따라 다르다. 체험자가 아주 건강해서 마그네틱 채널의 순환이 활발하고 음식도 제대로 섭취했다면 이런 현상도 그만큼 빠르게 체험한다. 그렇지 않은 경우에는 다소 시간이 걸린다. 마그네틱 채널이 열려 있다 해도 첫째 중심축에 포진된 장기 가운데 어느 하나가 약하거나 질병이 있다면 우선 우주의 자기력은 해당 부위의 치유에 쓰이기 때문이다. 마그네틱 채널이 원활하게 소통되는 느낌이 든 이후에는 첫째 중심축에 온기를 느끼기 시작한다. 우주 자기력으로부터 마그네틱 채널을 통해서 충전이 시작되었다는 신호이다. 이때 따스한 느낌으로 기분이 좋아지며 경이로움까지 느끼게 될 것이다. 이런 온기라면 몸에 있는 어떤 질병도 없앨 수 있다는 자신감까지 차오를 것이다. 각자의 몸 상태에 따라 소요 시간이 다르므로 경과 시간을 일률적으로 규정할 수는 없다. 무엇보다 첫째 중심축에 해당하는 장기에 질병이 없어야 하기 때문이다. 만일 질병이 있다면 우주의 자기력은 해당 장기를 치유하게 된다. 예컨대 장이 안 좋다면 해당 부위가 따스하게 열기를 받으면서 치유가 되는 것이다. 이때도 처음에는 느끼지 못하다가 시간이 지나면 느끼기 시작한다. 적어도 두 시간은 지나야 한다.

필자가 이것을 처음 느꼈던 장소는 안동 하회마을이었다. 학과 학생들과 2박 3일 학술답사를 갔었다. 첫날 숙박하고 이른 아침에 혼자 근처를 둘러보러 나갔다가 600년 된 큰 느티나무가 있는 삼신당으로 가게 되었다. 어마어마하게 큰 느티나무에는 예로부터 소원을 빌면 이루어진다고 해서 소원 글귀를 담은 많은 종이쪽지들이 빼곡이 둘려 있었다. 필자도 처음에는 나무 앞에서 합장하며 소원을 빌어야겠다는 생각으로 서 있는데 갑자기 다리를 타고 뭔가 올라오는 느낌이 들더니 배가 따스해졌다. 한참 있자니 마치 히터를 배 주위에 켜놓은 느낌이 들었다. 그때의 경이로움은 지금도 잊지 못한다. 그

후 일상으로 돌아와서 강의가 끝나면 거의 매일 주위 산천으로 다니면서 큰 나무를 찾아다니기 시작했다. 큰 나무 밑에는 그런 에너지가 있다고 생각했었고 경이로운 체험을 또 맛보고 싶어서였다. 그러나 번번이 실패했다. 열 번 찾아가면 한 번 정도 체험할까 말까 했다. 경상도 안동까지 다시 가기는 어려워 계속해서 주위 산천을 헤매면서 찾아다니는 동안에 하나하나 깨달아가기 시작했다. 내 몸에 온기를 느낄 수 있도록 했던 강한 에너지는 오래된 큰 나무와는 상관이 없으며 오로지 어떤 장소냐, 즉 땅기운의 특별한 에너지가 거기에 있느냐에 달려 있음을 깨닫게 되었다. 땅기운이란 바로 지구의 자기력을 의미한다. 하회마을의 느티나무는 우연히도 그렇게 강한 자기력을 내뿜는 땅에서 자랐기 때문에 그토록 영험한 것이다.

마그네틱 채널이 열려 있고 적절한 시기를 맞추고 음식도 섭취했다면 우리 몸에 있는 자기력의 첫째 중심축은 우주 자기력을 충전받을 수 있게 된다. 그런데 필자의 경험상 사람들은 대개 한두 가지씩 장기에 문제가 있어서 우주의 자기력을 충전받는 데 시간이 걸린다. 충전 대신 문제가 생긴 장기의 치유가 시작되기 때문이다. 만일 장기가 잠깐 약해져 있는 경우에는 섭취한 음식의 효과와 강한 자기력의 충전으로 곧바로 회복될 수 있다. 그러나 이미 종양으로까지 진행된 경우에는 의학적인 치유를 권한다. 그런 경우에도 이 우주 자기력은 크게 도움이 된다. 일단 원기를 받게 되니 힘이 나지 않겠는가. 여성인 경우 특히 자궁에 문제가 있으면 크게 도움이 된다. 여자는 아랫배를 따뜻하게 유지하면 만병이 사라진다는 속설은 진실인 것이다. 예로부터 가정에서 엄마들이 다른 데는 몰라도 자는 아이들의 배꼽 주위만은 따듯하게 해야 한다면서 배꼽 위를 덮어주고 배가 아프다면 내 손이 약손이라며 배꼽 주위를 쓰다듬어주었는데 이는 모두 일리 있는 과학적인 행위였던 것이다. 배가 따듯해야 장운동도 활발해지기 때문이다. 우주의 자기력을 첫째 중심축에 받아 배가 따듯해지니 장과 자궁, 신장과 방광에 좋은 기운을 받아 각 장기들이 활력을 받아 면역력을 갖게 되며 나아가 에너지가 축적되는 것이다.

그렇다면 에너지가 축적되었다는 것은 어떻게 알 수 있는가. 에너지는 해당 부위의 장기들이 건강해진 다음에 축적되는데 아주 따스한 느낌이 들고 따스함의 정도에 따라 에너지 저장의 양도 가늠할 수 있게 된다. 비유하자면 마치 담요를 첫째 중심축에 빙 둘러 쳐놓은 것과 같게 된다. 그리고 등 아래쪽에 있는 명문과 배가 아주 따듯해지는데 마치 배 위에 냄비를 얹고 라면을 끓여도 좋을 만큼 절절 끓는 느낌이 난다면 이미 에너지가 상당히 축적되었다는 신호다. 배를 만져보면 다른 부위와 비슷한 온도지만 속에서 그렇게 뜨거운 느낌을 받게 되는 것이다. 이렇게 저장된 에너지는 따스하고 강한 기운으로 여러 장기들에서 만들어진 영양분과 호르몬을 몸에 있는 수십억 개의 마그네틱 채널을 통해 뇌로 이동시키는 것이다. 영양분과 호르몬뿐만이 아니라 몸의 각 부위에서 일어나는 사건의 정보도 뇌로 전달해 뇌로 하여금 빨리 명령을 내려 조치하게 하는 역할도 바로 이 첫째 중심축이 건강해야 수행할 수 있다. 물이 끓는 것과 같은 뜨거운 에너지는 자동차로 이동할 때나 걸을 때도 어김없이 자기력에만 가면 느껴지게 된다. 아니 자기력이 강한 장소의 이름을 듣기만 해도 첫째 중심축에서 신호를 느끼게 된다. 이 현상은 결코 초능력이 아니라 우리 몸의 자성이 지구의 자성에 상응하면서 초래되는 자연스러운 현상일 뿐이다.

그렇다면 첫째 중심축에 좋은 자기력은 어디에 있을까? 앞에서 주로 큰 산 주위라고 했는데 산 말고도 강, 바다 또는 공원이나 길거리에도 좋은 자기력이 얼마든지 있다. 자동차가 다니는 네거리에서 신호를 기다리고 있는데 아주 강한 자기력이 있는 곳이어서 떠나기 싫었던 장소도 여럿 있었다. 독자 여러분들이 어디 살든지 찾아가기 쉬운 장소를 물색해보라. 여기 소개하는 장소들은 누구나 부담 없이 갈 수 있는 장소이고 어떤 이권이 개입될 만한 장소나 특정 개인이 속한 고유 공간 등은 배제했다. 또한 첫째 중심축에 좋은 자기력이 있는 장소지만 수맥 기운도 함께 있거나 바람직하지 못한 음성적인 에너지가 있는 곳도 배제했다. 그리고 이 자료들은 필자가 인터넷 포털 사이트 다음Daum에서 가볼 만한 산 혹은 추천할 만한 관광지 등으로 들어가 일일이 스크린해서 찾아낸 장소이다. 그러나 모든 사이트들을 다 섭렵하지는 못했기 때문에 여기 소개된 장소 이외에도 좋은 장소가 얼마든지 있을 수 있음을 알려둔다. 또한 앞에서도 지적했듯이 길거리에도 동네 뒷산에도 그리고 학교 운동장에도 얼마든지 좋은 장소가 있으나 일일이 열거하기가 어렵기 때문에 명소들을 기준으로 소개하기로 한다. 아마도 그런 특정한 장소들은 워크숍을 할 때만 소개할 수 있을 것 같다.

첫째 중심축에 좋은 자기력 찾기

서울 지역에서 첫째 중심축에 좋은 자기력이 있는 곳으로는 인왕산이 있다. 인왕산 주위에는 옥인동에 있는 버드나무 약수터가 좋다. 성동구는 응봉산이 좋으며 종로구 서촌은 수성계곡이 정말 자기력이 강하고 좋다. 평창동에는 좋은 곳이 여러 군데 있으나 주택가여서 소개하기가 그렇다. 성북구는 북악산이 좋다. 강서구는 봉제산이 좋다. 용산구에는 남산이, 그리고 관악구는 관악산이 좋고 마천동 천마산은 입구인 감미산로가 좋으며 중랑구는 용마산이 좋다. 신림동 목골산은 정상에 있는 둥근 공터가 좋다. 여기는 첫째 중심축은 물론이고 머리부터 척추를 관통하는 강한 자기력이 흐르는 곳이기 때문에 두통이 있을 때도 가면 아주 좋을 것 같다. 이외에 남현동 관악산은 관악산 입구가 좋다. 여기서 입구라 함은 지도상에 나와 있는 등산로 입구를 가리킨다. 이곳은 특히 셋째 중심축에도 아주 좋은 강한 에너지가 있다. 그리고 관악산 제4야영장 쪽도 좋다. 도봉산은 참 보배 같은 산이다. 좋은 곳이 아주 많은데 자운봉, 만월암, 만장봉, 마당바위 등이 첫째 중심축에 아주 좋은 곳이다. 우리가 쉽게 갈 수 있으며 알려주기도 용이한 장소로는 산 이외에도 사찰을 꼽을 수 있다. 첫째 중심축에 좋은 자기력이 강한 사찰로는 종로 조계사와 강남 봉은사, 은평구 삼천사와 진관사 그리고 도봉구 화계사, 광륜사와 원통사가 있다. 거듭 말하지만 이외에도 자기력이 강하고 좋은 장소가 많지만 수맥이 사찰 한쪽에 있으면 추천 장소에서 제외했다. 왜냐하면 수맥 쪽에 있게 되면 오히려 해를 입을 수 있기 때문이다. 산인 경우에는 산 이름만 표시했는데 대체로 그런 산은 주위가 다 괜찮기 때문이다. 포털 사이트 다음에 있는 사찰 소개에서 5페이지까지만 확인해 소개한다는 사실도 알려둔다. 모두 섭렵하고 싶지만 다음 기회에 정확한 장소의 사진까지 함께 올릴 예정이다.

다음 경기도에 거주하는 사람들을 위해 경기도에서 첫째 중심축에 좋은 자기력이 있는 장소를 소개하면 다음과 같다. 우선 산으로는 과천시 관악산이 아주 좋으며 안양시는 삼성산 수목원 입구 주차장이 좋다. 그리고 불암산은 서쪽 능선고개 사거리가 특히 자기력이 강하다. 가평군 축령산은 제1코스 주차장이 좋다. 수원은 광교산이 좋다. 하남시는 검단산 가는 길에 있는 통일기원돌탑이 자기력이 강하다. 양평은 용문산이 강한데 주차장도 좋다. 연천군은 고대산 주차장이 자기력이 아주 강하다. 주차장이 좋은 곳에서는 차를 대고 그냥 앉아 있어도 아주 좋다. 포천 청계산은 청계저수지가 아주 자기력이 강하다. 연인산 쪽에는 장수폭포가 아주 좋으며 가평 유명산에는 어비계곡이 자기력이 아주 강하다. 파주에는 감악산이 있는데 주위에 있는 범륜사 입구가 특히 좋다. 용문에 있는 중원산 화야산도 자기력이 아주 강하고 좋다. 오산의 물향기수목원도 자기력이 강하며 안성 칠현산과 양주 노고산도 좋다. 계곡에도 강한 자기력이 형성된 곳이 아주 많은데 경기도는 양평 의룡계곡, 가평 녹수계곡, 연천 동막계곡, 포천 백운계곡이 자기력이 아주 강하다. 경기도에 있는 사찰로는 남양주 수종사와 백천사가 좋으며 양평 용문사가 아주 자기력이 강하며 안산은 쌍계사가 수원은 팔달사가 좋다. 과천은 연주암이 그리고 동두천은 자재암이 좋으며 양주는 회암사가 좋다. 가평은 현등사가 좋으며 이천은 영원사가 그리고 파주는 용암사가 좋으며 포천은 자인사가 자기력이 강하다. 평택은 삼복사가 좋으며 안양은 안양사가 광주는 대불사가 좋다. 다음은 사계절 누구나 접근하기 용이하고 가족과 즐기면서 강한 자기력을 받을 수 있는 경기도 관광명소를 소개하기로 하자. 광주 남한산성에 있는 행궁, 수어장대, 남한산성도립공원이 좋다. 파주는 벽초지가 좋으며 시흥은 오이도가 좋다. 의왕은 백운호수가 좋으며 오산은 물향기수목원이 좋다. 포천 비둘기낭폭포, 연천 재인폭포도 좋다. 용인 한택식물원, 연천 선사 유적지도 좋다. 가평은 호명호수가 자기력이 강하고 양주는 송추계곡이 좋으며 과천은 연주대가 아주 자기력이 강해서 좋다.

다음은 강원도 지역에서 첫째 중심축에 좋은 자기력이 있는 곳을 찾아보면 우선 산으로는 원주 치악산을 들 수 있는데 특히 고둔치 동쪽인 부곡리의 신막골 일대가 아주 좋다. 대개 높은 산이 있으면 자기력이 강한 경우가 많은데 산 정상보다는 아래쪽 주차장이나 부곡리 신막골처럼 산 아래 특정 지역이 강한 경우가 많다. 구태여 산에 올라갈 필요 없이 이렇게 자기력이 강한 평야 일대에서 쉬면서 자기력을 받을 수 있어 참 좋다. 홍천 오대산 그리고 근처 스톤엑스 캠핑장이 좋으며 태백 덕황산은 면역력이 강한 에너지도 있다. 태백산은 쉽게 접근할 수 있는 유일사 입구가 아주 자기력이 강하다. 정

선 백운산에는 화절령이 자기력이 아주 강하며 삼척 두타산은 두타
산성이 자기력이 아주 강하다. 속초 설악산은 공룡능선이 좋다. 고성
마산은 진부령 쪽이 좋으며 흘리도 좋으나 특히 선인대가 자기력이
아주 강하다. 평창은 동대산 신선목이 자기력이 아주 강하다. 강원도
지역 사찰로는 월정사가 아주 자기력이 강하며 인제는 봉정암, 법성
사, 영월 선유사, 원주 관음사, 충렬사가 아주 자기력이 강하고 좋다.
쉽게 접근할 수 있는 계곡으로는 영월 엄둔계곡, 내리계곡, 김삿갓계
곡이 좋으며 평창은 뇌운계곡이 고성은 도원리계곡이 자기력이 아
주 강하다. 화천은 삼일계곡, 광덕계곡이 아주 좋다. 삼척은 이끼계
곡이 아주 자기력이 강하며 속초는 천불동계곡, 인제는 백담계곡, 내
린천계곡, 수렴동계곡이 좋다. 강릉은 단경골계곡, 양양은 어성전계
곡, 정선은 소금강계곡 등이 아주 강해서 첫째 중심축에 좋은 장소
로 강원도에서 추천할 만한 장소이다.

다음 충남 지역으로 가보자. 충남 지역에는 유난히 강한 자기력
을 가진 계곡이 많다. 우선 산을 보면 계룡 계룡산, 홍성 백월산과 오
서산이 아주 자기력이 강한데 특히 오서산의 경우 주봉과 명대계곡
자연휴양림 그리고 안골고개가 아주 자기력이 강하다. 청양 칠갑산
은 칠갑산도립공원과 천장호가 아주 좋은데 특히 중심축인 중앙 마
그네틱 채널을 활성화하는 데 아주 좋다. 또한 자연휴양림도 강한
곳이 많다. 태안은 백화산이 좋으며 청양은 비봉산이 자기력이 강하
며 예산 금오산은 정상에 있는 육각정이 아주 자기력이 강하다. 수
암산은 산행길인 삽교 목리가 아주 자기력이 강하며 여기에는 특히

중심축에 아주 좋은 에너지가 있다. 덕숭산은 만공탑이 아주 자기력이 강하다. 서산은 가야산과 팔봉산이 좋으며 근처 양길리 주차장도 좋다. 금산 마이산은 제1코스 전망바위가 아주 자기력이 강하여 특히 명문에도 좋다. 금산에 있는 오대산은 권율장군대첩비 쪽이 첫째 중심축뿐만 아니라 명문에도 좋은 아주 강한 에너지가 있다. 금산 진악산은 진악로 광장이, 만인산은 봉수래미골이 특히 좋다. 아산 영인산은 자연휴양림이 아주 자기력이 강하고 공주 무성산은 홍길동굴이 아주 강하다. 부여에는 동나성 군창지 등이 아주 자기력이 강하다. 천안은 무학산이, 취암산은 정상쯤에 있는 바위 언덕과 정상이 아주 좋다. 서천은 월명산이 자기력이 강하고 천방산은 천방루가 아주 좋다. 보령은 성태산과 다리재가 아주 자기력이 강하다. 다음 충남에 있는 사찰로는 마곡사, 수덕사, 갑사가 자기력이 강하며 공주 동학사, 동혈사가 좋다. 청양은 장곡사와 봉은사가 좋으며 금산은 신안사가 아주 자기력이 강하다. 보령은 백옥사가 천안은 범용사가 아주 좋다. 부여는 대조사가 음성은 화암사와 약천사, 정도사가 좋으며 제천은 강천사, 아산은 세심사, 개암사가 충주는 칠곡사가 아주 좋다. 쉽게 접근할 수 있는 계곡 중에 강한 자기력이 흐르는 곳이 충남 지역에 많은데 특히 공주 지역에 많다. 공주에는 갑사계곡, 대동골, 삿갓재골 들이 모두 강한 지역이다. 홍성은 덕골, 대둔산은 선녀폭포가, 보령은 명대골계곡, 심연계곡이 좋다.

충북 지역으로 가면, 단양 용두산은 용담사와 물안이골이 자기력이 강하다. 월악산은 영봉이 아주 자기력이 강하며 성 에너지도 강하게 존재한다. 괴산 칠보산도 강한 자기력을 뿜는 곳이 여러 군데 있는데 오송지구, 절말, 상고암, 선유봉, 떡바위가 아주 강한 곳이다. 특히 선유봉은 배꼽 주위를 따스하게 하는 자기력이 있는데 면역력에 크게 도움이 된다. 그런데 산 주위가 이렇게 좋은 곳이 많으면 산 정상은 정작 수맥이 흐르는 장소인 경우가 많다. 그래서 괴산 낙영산 같은 경우 공수부대 입구 성암마을이 아주 자기력이 강하지만 산과 산 정상으로 오르는 코스들이 아주 심한 수맥 지역인 것도 참 특이한 현상이다. 괴산에 있는 박달산은 느릅재가 자기력이 아주 강하고 봉수대터와 동골도 아주 강하며 특히 면역력이 강화되는 에너지도 함께한다. 증평 좌구산 근처에 있는 율리점촌 마을은 성 에너지도 아주 강하게 존재하고 있다. 영동에 있는 천태산은 영국사 주차장이 아주 자기력이 강하다. 괴산 성불산은 작은 산이지만 강한 자기력이 있는데 산 근처 기곡마을과 산행 중간에 만나는 점골이 아주 자기력이 강하다. 보은 구병산은 산도 좋지만 근처 적암마을 일대가 정말 좋다. 진천에 있는 두타산도 아주 좋으며 충주 포암산에는 부리기재가 몹시 자기력이 강하다. 충주 계명산은 정상 밑 안부라는 곳이 아주 자기력이 강하다. 음성 오대산에도 좋은 곳이 여러 군데 있는데, 봉학사지 5층탑 근처와 내동고개 삼각정봉 등이 첫째 중심축에 좋은 자기력이 아주 강하며 면역에도 좋은 에너지가 있다. 충주 면위산은 제2옥녀봉과 옥녀샘이 에너지가 아주 강한 곳이며 역시 면역력에도 좋다. 제천 둥지봉도 자기력이 정말 강한 곳이며 하설산은 용하휴게소 쪽 용하수와 매두막봉 용하구곡이 아주 강하며 면역력 강화에도 아주 좋다. 옥천은 마성산과 참나무골산 그리고 교동저수지주차장이 아주 자기력이 강하다. 충주 지등산의 자기력은 정상이 아주 강하다. 보은 구룡산도 좋다. 충북에 있는 사찰로는 진천 보탑사, 충주 석종사, 중원미륵사지가 좋으며, 영동은 천태산에 있는 영국사, 충주 대홍사가 좋다. 계곡으로는 괴산에 좋은 계곡이 많았다. 화양동계곡, 쌍곡계곡, 가창골이 그리고 운영담, 용하구곡, 능강계곡, 사담계곡, 선유동계곡이 아주 강한 자기력이 형성된 곳으로서 첫째 중심축에 많은 에너지를 충전받을 수 있는 곳이다. 또한 제천은 송계계곡, 노목계곡, 영동에는 물한계곡이 자기력이 강하며 또한 민주지산 자연휴양림도 아주 좋다. 단양은 남천계곡 그리고 죽령폭포가 아주 좋다. 충주는 점골계곡, 보은은 만수계곡이 아주 자기력이 강하며 진천은 연곡계곡이 아주 좋다.

전라남북도 지역으로 가면 놀랍게도 셋째 중심축 그러니까 뇌 부위에 에너지를 충전할 수 있는 아주 좋은 자기력이 많이 분포되어 있다.

우선, 전남 지역에서 첫째 중심축에 좋은 자기력이 있는 곳을 찾아보면 산으로는 영암군 월출산이 있는데 사자봉이 아주 자기력이 강하며 바람재도 아주 좋은데 특히 명문에 좋은 에너지가 함께 있는 것이 특기할 만하다. 목포 유달산, 지리산 노고단은 아주 강한 자기력을 가지고 있는데 특히 임걸령과 벽소령이 아주 자기력이 강하다. 이 가운데 임걸령은 면역력에 아주 좋은 요소가 있다. 지리산처럼 크고 높은 산은 대개 강한 자기력이 있는 곳이 많다. 혹시 이 책에서 빠뜨렸더라도 항상 큰 산은 자기력이 강한 곳이라는 것을 유념할 필요가 있다. 해남 두륜산은 북미륵암이 아주 자기력이 강하다. 여기도 면역력 강화에 아주 좋은 곳이다. 달마산은 능선을 따라가면서 아주 강한 자기력이 펼쳐진다. 순천 조계산은 선암사와 선암사 쪽 배바위가 아주 자기력이 강하다. 진도 동석산은 하심동 입구도 좋으며 동석바위 전망대와 세방낙조 전망대 정자가 아주 좋다. 특이하게도 이 지역은 면역력에도 좋은 곳이 많다. 담양 병풍산은 만남재와 신선대 정상의 깃대봉이 아주 자기력이 강하다. 강진 덕룡산은 소석문이 아주 좋다. 보성 오봉산은 기남천과 칼바위가 아주 자기력이 강하다. 고흥 팔영산은 능가사가 아주 자기력이 강하며 마복산은 봉수대가 아주 좋다. 영광 불갑산은 동백골, 해불암, 구수재가 모두 자기력이 강하다. 화순 백아산은 매봉과 마당바위가 아주 자기력이 강하며 장성 불태산은 한재, 갓봉, 잿막재, 천봉이 자기력이 아주 강한 곳이며 면역력 증진에도 아주 좋다. 강진 천태산은 정수사가 아주 좋으며 화순 안양산은 철쭉 군락지 일대가 자기력이 아주 강하다. 해남 금강산은 팔각정이 특히 자기력이 강하다. 장성 방장산에는 양고살재주차장과 방장동굴이 아주 자기력이 강하다. 담양 만덕산은 연산, 방아재, 유둔봉 유둔재가 모두 자기력이 강하며 면역력에도 아주 좋다. 고흥 운암산에는 운곡마을이 아주 자기력이 강하다. 장흥 억불산은 평화약수터 주차장이 아주 자기력이 강하다. 다음 계곡으로 가면 함평 지명생이골, 앞골이 아주 좋으며 곡성 도림사계곡, 청계동계곡, 월봉계곡이 아주 자기력이 강하다. 해남은 대둔사계곡, 광양

은 백운산, 동곡계곡, 어치계곡, 금천계곡이, 순천은 선암사계곡, 배
낭골이, 구례는 화엄사계곡, 연곡골계곡, 문수골계곡이 좋다. 담양은
가마골계곡이 보성은 용추폭포가 아주 자기력이 강하다. 장성은 수
도골계곡, 작은 밤골계곡이 좋으며 고흥은 적대봉물만대계곡, 땅골
계곡이 아주 자기력이 강하다. 장흥은 장천재계곡이 화순은 무등산
시무지폭포가 좋으며 이 에너지는 면역력 증진에도 기여한다. 무안
은 배나무골계곡이 아주 좋고 나주는 선애골, 집앞골계곡과 울밑에
계곡이 아주 좋으며 이 에너지는 면역력 강화에도 좋다. 함평은 고
래실골계곡이 아주 강해서 첫째 중심축과 면역력 강화에 아주 좋은
곳이다. 전남 지역 사찰을 보면 화순 송광사, 쌍봉사, 구례 연곡사,
구충암, 장성 백양사, 보성 대원사, 강진 금곡사, 목포 선응사가 아주
좋다. 광양은 옥룡사, 곡성은 관음사, 여수는 봉월사, 화순은 옥천사
가 아주 자기력이 강하다. 전남 지역 관광지로는 담양 죽녹원, 소쇄
원, 완도 청산도, 보길도, 새연정정자가 아주 좋다. 순천은 순천만 갈
대밭과 만재도가 아주 좋다. 땅끝마을인 해남 무안에는 무안회산백
련지가 좋으며 여수는 검은모래해수욕장과 거문도가 아주 자기력이
강하다. 고흥은 거금도가 영광은 가마미해수욕장이 아주 좋다. 여수
는 사도가, 영암은 왕인박사유적지가 좋으며 강진 다산초당도 첫째
중심축에 좋은 자기력이 강한 곳이다.

　　전북 지역으로 가면, 내장산은 규모가 큰 산이므로 자기력이 아
주 강하다. 특히 백양사와 원적계곡이 아주 자기력이 강하게 뭉쳐
있어 면역력 증강에도 아주 좋은 곳이다. 순창 강천산은 병풍바위와

암자터가 아주 자기력이 강하다. 무주 대덕산은 덕산재가 좋으며 적상산은 장도바위, 향로봉, 천일폭포가 아주 자기력이 강하다. 덕유산은 아주 큰 자기력이 있는 곳인데 다음 지도에서 찾을 수 있는 장소로는 삼공리가 아주 강했다. 아마 좋은 장소가 분명히 더 있을 텐데 화면으로 확인할 수 있는 곳은 삼공리였다. 진안은 마이산이 좋은데 특히 탑사가 아주 자기력이 강하며 구봉산은 구봉산주차장이 아주 자기력이 강하다. 구봉산은 돗내미재가 아주 자기력이 강한 곳이다. 부안으로 가면 내변산이 있는데 규모가 아주 크니 자기력이 강한 곳도 여러 군데 있다. 우선, 사자동과 바드재 그리고 인장암과 가마소가 모두 자기력이 강하며 이외에 감불과 원암이 아주 자기력이 강하다. 특히 원암은 원암남여치코스로 소개되고 있는 곳인데 여기는 둘째 중심축에 아주 좋은 따스한 기운이 강해 면역력 증진에도 좋아서 필자도 꼭 가볼 생각이다. 이런 곳은 둘째 중심축에 속하는 장기들인 심장이나 췌장 그리고 비장, 위 등에 아주 좋은 곳이며 폐에도 좋다. 내소사도 물론 아주 좋다. 고창 선운산도 아주 강한데 선운사와 선운산주차장이 자기력이 강하다. 완주 천등산은 용계산성이 아주 자기력이 강하며 정읍 백암산은 장성새재와 은선동계곡, 백양사 약사암, 불출봉이 아주 자기력이 강하다. 특히 불출봉은 성 에너지에도 도움이 되는 강한 힘을 품고 있다. 두승산은 동남릉이 아주 좋으며 특히 지도에 있는 입성리 버스정류장이 아주 자기력이 강하다. 완주 오봉산은 입구에 있는 오봉산휴게소, 소모마을, 남능절벽지대, 동북 능선 등이 첫째 중심축뿐만 아니라 면역력 증진에도 좋은 자기력이 아주 강하다. 특히 남능절벽지대와 동북능선은 성 에너지도 아주 강한 곳이다. 진안 운장산은 피안목재, 자루목재, 갈크미재가 아주 자기력이 강하다. 이 가운데 북두봉도 성 에너지가 강한 곳이다. 완주 만덕산은 입구에 있는 원신촌 마을이 자기력이 강하며 미륵사 입구가 강하다. 특히 미륵사는 명문에 좋은 에너지가 아주 강하다. 또한 불명산은 화암사, 봉수대, 황마사가 아주 자기력이 강하며 특히 황마사에도 명문에 좋은 기운이 아주 강하다. 장수로 가면 천반산은 특히 안내판 입구 느티나무가 자기력이 아주 강한 곳이다. 이외에 산행로에 있는 천양로 고개와 말바위에 아주 강하고 좋은 자기력이 있다. 특히 천천면이라는 동네가 아주 좋은데 이 지역에 환경오염적인 요소만 없다면 아마도 장수하는 분들이 많을 것이다. 느티나무와 말바위는 성 에너지도 아주 강한 곳이다. 임실에 가면 고덕산이 있는데 산 위에 있는 바위 이름들이 참 재미있다. 남근바위, 마당바위, 산부인과바위, 전망바위가 있는데 모두 이름과는 다르게 면역력과 명문에 아주 강한 자기력을 품고 있으며 첫째 중심축에 아주 좋다. 계곡으로는 남원 뱀사골계곡, 달궁계곡, 점골계곡, 퇴골계곡, 삭제골계곡, 방골계곡이 아주 자기력이 강하다. 장수로 가면 덕산계곡, 큰거두장이골이 면역력 증진에도 좋으며 순창은 강천산용소와 강천산 병풍폭포가, 무주는 구천동계곡, 남댕이골, 백암동계곡, 대원등골계곡이 아주 자기력이 강한 곳이다. 진안은 백운동계곡, 옆당골계곡이, 부안은 수락폭포, 실상사골계곡, 봉래구곡이 아주 자기력이 강하며 정읍은 원적계곡, 방조월골이 좋고 고창은 도솔계곡, 운암골계곡이 좋다. 완주로 가면 운장산계곡, 작은귀골, 큰절골, 양지골계곡이 아주 좋다. 임실은 백련산 용소폭포가 군산은 큰새터골계곡이 첫째 중심축에 좋은 강한 에너지를 가지고 있다. 전북 지역 사찰로는 선운사, 정읍 내장사, 김제 금산사가 아주 좋다. 관광지로는 부안 솔섬과 변산해수욕장 그리고 정읍 옥정호가 좋다. 부안은 적벽강이, 담양은 금성산성이 좋다. 군산은 은파관광지가, 익산은 왕궁리오층석탑이 좋다. 부안은 위도해수욕장과 상록해수욕장이 좋다. 진안으로 가면 운일암반일암이 아주 좋으며 전주 남고산성, 군산 장자도, 완주 위봉산성, 김제 모악산도립공원이 아주 강한 곳이다. 정읍 정읍피향전과 순창 회문산 자연휴양림 그리고 고창 무장읍성도 아주 좋다. 남원은 만복사지오층석탑 근처가 아주 자기력이 강하다. 전북과 전남 지역은 사찰에도 셋째 중심축에 아주 강한 자기력이 많이 분포되어 있는데 셋째 중심축에 좋은 자기력은 대부분 첫째 중심축에도 좋으나 일단은 셋째 중심축에 좋은 장소를 소개할 때 거론하기로 한다.

경북 지역으로 가면 경주 남산의 양산재가 그리고 창림사지와 포석정이 아주 자기력이 강하며 탑골과 통일전, 부처바위도 아주 강하다. 여기 에너지는 둘째 중심축에도 아주 좋은 자기력이다. 특히 부처바위는 성 에너지가 아주 강한 곳이다. 여기서 성 에너지란 모든 에너지의 원천으로서의 힘을 의미하며 실제로 양다리 사이로 스멀거리면서 마그네틱 채널을 통해 올라오는 강력한 느낌이 든다. 토함산은 불국사주차장이 아주 자기력이 강하며 토함산 정상도 아주 강하다. 무장산은 삼층석탑과 산의 정상도 아주 자기력이 강하다. 청송 주왕산은 주왕산폭포와 성재가 좋다. 청도 가지산은 석남터널과 석남고개 그리고 중봉과 구룡소폭포가 아주 자기력이 강하며 중앙 마그네틱 채널을 활성화하는 데도 크게 도움이 된다. 김천 황악산은 직지사와 명적정사 입구가 자기력이 강하며 바람재도 아주 좋다. 봉화 청량산은 선학봉이 아주 좋은데 특히 명문에도 좋다. 청량산 가는 길에는 호수 위에 아름답게 펼쳐진 월영교에도 좋은 위치가 있다. 여러분들은 물이 있으면 곧 수맥을 연상하게 되지만 물이 있는 호수와 바다 위 또는 강에도 강한 자기력이 흐르는 곳이 아주 많다. 나무로 만들어진 가장 긴 다리라는 월영교는 주위 경관을 구경하면서 강한 자기력을 받을 수 있는 곳이 되겠다. 또한 봉화 옥석산은 백병리 그리고 오전 약수터 근처가 자기력이 아주 강한 곳이다. 구룡산도 곰넘이재와 신선봉 그리고 차돌배기로 이어지는 공간이 아주 강한 곳이며 역시 중앙 마그네틱 채널을 활성화하는 데도 크게 도움이 된다. 다음 문경으로 가면 백화산은 산으로 가는 등산 코스인 이화령, 조봉, 황학산이 모두 좋으며 특히 정상 가까이에 있는 암봉은 면역력에도 좋은 강한 자기력이 있다. 백두대간 14구간으로 가는 산행에서 청화산 조항산으로 가는 길목도 아주 강하다. 청도 문복산은 너럭바위전망대와 운문령, 학대산, 가슬갑사터, 계살피계곡이 모두 자기력이 아주 강하다. 특히 운문령과 가슬갑사터는 면역력과 명문에도 아주 좋은 곳이다. 영천 운주산은 너럭바위가 아주 강한데 성에너지도 함께 한다. 청송 대둔산은 정상에 자기력이 강하다. 경주에는 석굴암 주차장이 아주 좋다. 영주 부석사도 좋으며 예천은 용문사가 아주 자기력이 강하다. 봉화는 청량사유리보전이 자기력이 강하며 영천은 만불사, 영주는 희방사, 청도는 사리암이 자기력이 아주 강하다. 예천은 장안사가, 구미는 죽장사가 아주 자기력이 강하다. 계곡으로는 양양 본신계곡, 청송 절골계곡, 신성계곡, 봉화 석천계곡, 문경 선유등계곡, 울진 불영사계곡, 영천 치산계곡, 울릉군 봉래폭포가 아주 자기력이 강하다. 고령은 상바리계곡이 포항은 내연산 운폭포가 자기력이 강하며 청도는 상운산 용미폭포가 아주 좋다.

다음은 누구나 쉽게 사계절 접근할 수 있는 관광명소로서 첫째 중심축에 좋은 자기력이 있는 곳이다. 문경새재 도립공원, 안동 하회마을, 특히 500년 된 나무가 있는 곳이 아주 자기력이 강하다. 안동은 또 병산서원과 도산온천, 퇴계종택, 안동민속촌 등이 좋다. 포항은 영일대해수욕장이 울진은 성류굴, 군위는 제2석굴암이 자기력이 강한 곳이다. 경주는 옛 수도지만 좋은 곳이 많다. 허브랜드, 금장대, 굴불사지, 경주역사유적지구가 아주 좋다. 또한 불국사 통일전, 경주동국 서출지 등이 모두 자기력이 강한 곳으로 특히 명문에도 아주 좋다. 그리고 양남 주상전리와 보문호가 특히 자기력이 강하다. 예천은 최룡포와 초간정이 그리고 영주는 중령옛길이 자기력이 강하며 상주는 경천대관광지가, 성주는 독룡산성이 좋으며 청송군의 경우 달기약수터가 좋다.

다음 경남으로 가서 산을 보면 다른 도에 비해서 부가정보로 아주 상세하게 등산로가 나와 있어서 찾는 데 많은 도움이 되었다. 우선 산청에 있는 지리산에는 거대한 산에 걸맞게 자기력이 강하고 좋은 곳이 아주 많다. 뱀사골, 천왕봉, 대원사, 피아골, 칠선계곡, 백무동, 성삼재주차장, 노고단, 피아골삼거리 등이 자기력이 아주 강하고 좋아서 중앙 마그네틱 채널을 활성화하는 데도 크게 도움이 된다. 가야산은 지도상의 등반길을 쭉 따라가 보면 산길이 시작되는 백운동주차장과 산 너머에 있는 해인사만 좋은 것이 특이하다. 합천 황매산은 배내미봉과 천왕재가 자기력이 아주 강하며 밀양 운문산은 원서리와 석골사가 아주 좋고 통영 미륵산은 용화사광장이 자기력이 아주 강하다. 양산으로 가면 천성산이 있는데 정말 좋은 곳이 아주 많다. 등산 코스를 둘러보니 내원사 입구부터 자기력이 강한데 노전암, 천성산 2봉, 상북, 장흥저수지, 원적암이 모두 자기력이 강해서 중앙 마그네틱 채널을 강화하는 데도 도움이 된다. 이 가운데 천성산 2봉은 성 에너지도 강하며 노전암과 천성산2봉 그리고 상북, 대성마을, 장흥저수지, 원적암은 명문과 면역력에 좋은 강한 자기력이 있는 곳이다. 다시 한번 강조하자면 이렇게 좋은 곳에 갈 때는 반드시 합당한 음식을 섭취해야 한다는 사실을 잊으면 안 된다. 내 몸의 마그네틱 채널에 우선 힘이 실려 원활해져야 외부 자기력을 받아들일 수 있기 때문이다. 함양의 남덕유산은 영각사 그리고 남덕유산 정상이 아주 자기력이 강하며 면역력과 명문에도 아주 좋다. 능선도 좋고 육십령휴게소와 할미봉, 암봉, 서봉, 월성재와 향적봉이 자기력이 아주 강하다. 이 가운데 영각사와 향적봉은 성 에너지와 명문에도 아주 좋으며 할미봉은 특히 명문과 면역력에 아주 강한 에너지가 있다. 여기서 에너지라는 표현을 사용했는데 자기력이 강하면 우리 인체에서 해당 부위에 힘으로 에너지화하기 때문에 그런 용어를 사용했다. 의령 한우산도 정말 좋은 곳이 많은데 등산로를 따라 쭉 보면 백학동계곡, 사각정, 벽계마을, 산성산 정상, 쇠목재 그리고 철쭉 군락지도 모두 자기력이 강한 곳이다. 특히 이 지역은 모두 면역력과 명문에 아주 좋은 에너지도 포함돼 있어서 놀랍다. 이 근처에 있는 대의면 곡소마을은 면역력과 명문에 좋은 자기력이 분포되어 있어서 외부 환경에서 오는 오염 요소만 없다면 주민들은 모두 건강할 것 같다. 거제 대금산은 입구에 있는 명상버든마을과 대금산마을 그리고 반깨고개(율천고개)가 산보다 더 좋다. 양산 천태산은 정말 특이한 곳이다. 등산로를 쭉 따라가서 천태호, 천태공원, 천태산 정상으로 가는 행선이 자기력이 아주 강한데 면역력에도 아주 좋으며 셋째 중심축에도 좋은 에너지가 함께 있다. 그런데 정상에 이르면 온몸을 마치 세탁을 하듯이 온통 정화하는 에너지도 있다. 반드시 한번 가보고 싶은 곳이며 이런 장소는 정말 귀한 자리다. 밀양 구만산은 구만암과 구만산장이 좋다. 창원 불모산은 산 위와 아래쪽에 있는 두 저수지 이름이 모두 불모산저수지인데 평지에 가까운 아래쪽 저수지가 자기력이 아주 강하다. 그리고 불모산 정상과 안민고개도 아주 좋다. 밀양 향로산은 정상이 자기력이 아주 강해서 중앙 마그네틱 채널의 활성화에도 크게 기여한다. 밀양에 있는 종남산도 정상에 자기력이 아주 강한데 특히 면역력과 명문 쪽에 좋은 에너지가 있으며 특이하게도 척추에도 도움이 되는 강한 자기력이 있다. 이 글을 준비하며 전국의 명지들을 찾아보면서 나도 꼭 가보고 싶다고 생각한 장소가 여럿 있는데 그중 하나가 바로 종남산이다. 특히 척추와 명문에 좋은 자기력이 있어 척추에 문제가 있는 사람은 정말 치유가 되겠다는 생각이 든다. 다음 마산 창원에 있는 천주산은 상봉, 용지봉, 천주봉이 명문에 강한 에너지를 품고 있다. 종남산과 비슷한 강한 자기력이 있는 곳이다.

다음 경남 지역에 있는 사찰로 가보자. 하동 쌍계사, 합천 해인사가 좋으며 산청 내원사, 함안 마애사, 밀양 만어사와 무봉사가 아주 좋다. 양산은 서운암, 함양은 용추사가 좋으며 진주는 호국사가, 통영은 용궁사가 좋다. 사천은 천태종, 창원은 의림사가 좋다. 부산의 장산은 억새밭 일대가 아주 좋은데 특히 중앙 마그네틱 채널을 활성화하는 데도 크게 도움이 된다. 다음 경남의 계곡을 보면 함양 용추계곡, 칠선계곡, 한신계곡, 양산 내원사계곡, 토곡산, 물말이폭포, 산청 백운계곡, 중산리계곡, 사천 용소계곡, 밀양 구만계곡, 하동 청암계곡, 창원 수원지골계곡, 거창 금원산자연휴양림, 산청 대원사계곡 등이 아주 좋다. 다음 경남 지역의 관광명소로는 거제자연휴양림, 신선대 그리고 진주 진주성, 욕지도, 통영 비진도, 장사도, 연대도가 좋으며 특히 이 지역은 명문에도 아주 좋다. 거창 수승대관광지, 밀양 영남루는 면역에도 아주 강한 자기력이 있다. 그리고 사천 남일대해수욕장 등이 모두 첫째 중심축에 아주 좋은 곳이다. 이외에 다대포해수욕장, 기장군에 있는 보림사, 장안사, 금산사 그리고 금정구 홍법사, 남구 마곡사, 사상구 운수사가 좋다.

마지막으로 제주도는 서귀포 쪽에 있는 김녕 만장굴 근처가 아주 좋다. 서귀포도 아주 좋으며 중문도 자기력이 강하고 성읍민속마을도 아주 강하고 면역력 향상에도 좋은 곳이다.

자기력의 둘째 중심축

이제 둘째 중심축에 강한 자기력을 찾아 우주 자기력을 충전받는 것을 알아보자. 둘째 중심축은 마그네틱 채널의 중앙 통로 문이 있어서 첫째 중심축만큼이나 중요하다. 특히 심장, 췌장, 비장 그리고 간 등 생명 유지에 필요불가결한 장기들이 모여 있으며 첫째 중심축에서 만들어지고 축적된 영양분과 호르몬을 뇌로 올려주고 다시 아래로 내려주는 주 통로이기 때문이다. 첫째 중심축에서 영양분을 만들기 이전에 비장과 췌장 그리고 간이 먼저 제 역할에 충실해야 한다. 또한 심장을 통한 혈액 공급과 순환은 영양과 호르몬 운반에 필수적이기 때문에 둘째 중심축에 포진된 장기들에 문제가 생기면 전체 기관이 올스톱된 느낌마저 들 정도다. 일단 우리가 소화가 안 되면 어떤 영양도 제대로 섭취할 수 없기 때문에 문제가 심각해진다. 참으로 다행스러운 것은 마그네틱 채널만 열려 있다면 소화는 별로 문제가 안 된다는 사실이다.

필자는 소화에 문제가 있던 사람들이 쉽게 문제를 해결하는 것을 수차례 경험했다. 아주 특별한 사례 하나를 소개한다. 어느 날 필자를 찾아온 사람인데 한눈에 매우 여위어 있었고 비장 부분이 아주 냉했으며 면역력은 거의 제로 수준이었고 더구나 약간의 우울증까지 있음을 단박에 알 수 있었다. 그의 이야기는 이랬다. 오랜 기간 소화가 안 돼서 진단 끝에 비장에 문제가 있으니 수술을 해야 한다고 해서 하게 되었단다. 종양이 있는 것으로 진단한 모양인데 실제로는 아무런 문제가 없어서 그냥 닫았다고 한다. 그때 이후로 문제 없던 비장을 괜히 열었다는 자책감이 심해지면서 우울증까지 왔고 소화가 안 된다는 생각으로 으레 매끼니 죽만 먹고 지냈다고 한다. 본인 직업이 의사였기 때문에 더 그랬던 듯하다. 필자가 보기로는 비장에 영양이 형편없이 부족해서 소화가 안 되는 것이었다. 말하자면 비장에 원기가 부족했던 것이다. 마침 점심때였으므로 필자는 일행들에게 가까운 양고기 식당으로 가서 점심을 먹자고 했다. 손님은 주저하면서, 죽만 먹다가 어떻게 고기를 먹을 수 있을까 하며 망설였다. 소화는 필자가 책임질 테니 아무 염려 말고 먹으라고 했다. 고기를 계속 얹어주면서 더 먹도록 했다. 식후에 그는 몹시 놀란다. 속이 아무렇지도 않다는 것이다. 매일 죽만 먹던 사람이 고기를 몇 달 만에 처음 먹었는데도 아무렇지도 않다는 사실에 매우 놀란 듯했다. 식사 후 나는 둘째 중심축에 좋은 강한 자기력이 있는 곳으로 데리고 갔다. 찾아보니 둘째 중심축에 강한 자기력이 가까운 담양 쪽에 있었다. 그는 소화가 잘되었을 뿐 아니라 마음도 아주 편하다고 했다. 보통 우리는 소화가 안 되면 무조건 죽이 좋다고 생각하는데 이것도 경우에 따라 다르다. 우선 각 장기들은 반드시 요구되는 영양분 공급이 필수적인데 대부분 영양을 제때 제공받지 못하므로 문제가 더 커지게 된다는 것이다. 예를 든 의사의 경우처럼 으레 소화가 안 되겠거니 하고 죽으로만 때우면 영양결핍으로 면역력에 문제가 생기고 이는 또 다른 질환으로 이어질 가능성이 커지는 것이다. 몸의 장기들은 항상 필요한 때마다 충분한 영양분을 반드시 공급해주어야 한다. 예컨대 스트레스를 많이 받으면 필자는 반드시 단백질을 섭취하라고 권한다. 힘들어하는 뇌에게 마치 약재를 주듯이 단백질을 먹여 달래주어야 하는 것이다. 만일 스트레스가 심해지고 제대로 영양까지 공급이 안 될 경우 우울증으로 이어지는 경우를 종종 보았다.

우리의 식생활을 한번 생각해보자. 아마 세 부류로 나눌 수 있을 것이다. 멋진 몸매를 만든다고 특정 음식만 고집하며 다이어트에만 매달리며 사는 사람들이 있는가 하면 삼시 세끼를 음식의 성분이나 질에는 아랑곳하지 않고 바쁘다는 핑계로 후딱 해치우는 사람들 그리고 매스미디어에서 얻은 정보나 입소문에 의지해서 좋다는 음식은 모두 찾아 즐기는 사람들이 있다. 필자의 생각으로는 이 방법들 모두가 우리 몸속의 장기에는 치명적인 상처를 주게 된다. 몸매에만 신경 쓰다 보니 자신의 건강은 마치 보험이라도 들어놓은 것처럼 팽개치고 있다. 대충 때우는 식의 식사를 일상적으로 하고 지낸다면 내 몸의 소중한 장기들을 너무 소홀히 다루고 있는 것이다. 우리의 장기들은 반드시 무리하면 필요한 영양분을 보충해주어야 하고 쉬게 해야 한다. 또한 아무리 좋은 음식이나 약재도 좋다고 지속적으로 섭취하면 부작용이 일어나는 것은 너무나 당연한 일이다. 필자는 가끔씩 면역력이 아주 허약해진 사람에게 돼지 껍질을 먹도록 권유한다. 제자에게 이것을 권한 후에 오랜만에 만났는데 그의 콜레스테롤 수치가 아주 높아져 있음을 알았다. 이유를 알고 보니 필자가 좋다고 권해서 장기간 매일 그것만 먹었다는 것이다. 또 다른 케이스는 힘든 일로 허약해져서 문제의 음식을 먹으라고 권하고 다음 날 보니 비장이 너무 힘들어서 이유를 물으니 돼지 껍질을 한 번에 너무 많이 먹었더니 소화가 안 되고 더부룩하단다. 아무리 좋은 것이라도 반드시 음식은 먹어야 할 때 먹고 양도 조절해야지 좋다고 남용해서는 안 된다. 과식하거나 장기간 과하게 섭취하면 부작용으로 이어지는 것은 당연한 일이다.

사람들은 질병이 났을 때에야 비로소 아뿔싸! 하지만 이미 선을 넘은 경우를 종종 볼 수 있다. 우리 몸은 정신이나 육신이거나 이상이 있을 때 반드시 신호를 보낸다. 이상 신호를 제때 알아차리고 대처할 수만 있다면 정말 건강하게 살아갈 수 있을 텐데 참으로 안타깝다. 아마도 여러분들은 그럴 것이다. 그래서 건강검진을 받지 않느냐고. 그것도 한 방법이다. 하지만 건강검진 단계에서 발견되었더라도 이미 늦은 경우가 허다하다. 그럴 때마다 필자는 각자가 자기 몸을 스크린할 수만 있다면, 그래서 미리 뇌부터 발끝의 상태까지 읽어낼 수만 있다면 아무런 문제가 없을 텐데 하는 아쉬움을 느낀다. 자신을 들여다볼 수 있는 구체적인 방법에 대해서는 마지막 장에서 상세히 다룰 것이다. 앞에서 언급한 의사의 경우처럼 비장에 문제가 있다고 느낄 때 그리고 의료진이 종양을 예진하고 수술에 들어가기 전에 본인이 미리 비장을 보호해주는 음식을 충분히 섭취하고 둘째 중심축에 좋은 강한 자기력에서 에너지를 충전받았더라면 그런 상황에 몰리지는 않았을 것이다. 앞에서 비장에 좋다는 음식으로 양고기를 들었는데 양고기는 비장, 췌장 등 주로 둘째 중심축에 좋은 성분이 있다. 양고기는 소금만 약간 치고 생으로 구운 고기가 좋으며 갈비 부위가 특히 더 좋다. 특히 양고기는 수입 육류로 우리나라 식습관에는 익숙하지 않기 때문인지 요리법이 따로 알려져 있지 않아 식당에 가면 서양식 향신료를 잔뜩 넣어주는데 소금 간만 약간 해서 굽는 방법을 권하고 싶다. 필자가 권하는 음식은 모두 필자의 스크린에 따른 판단에서 나온 것으로 일반적으로 알려진 내용과는 상당히 다른 경우가 많음을 밝혀두고자 한다. 몸에 좋다고 알려진 식재료 중에 필자의 스크린에 따르면 그렇지 않은 경우가 상당히 많다. 이 책에서 그런 목록이나 내용들을 밝히는 것은 적절하지 않기 때문에 삼가기로 한다.

언젠가는 과학적인 실험에 의해서 기존 상식이 뒤집힐 수도 있다는 생각이 든다. 언젠가 KBS에서《동의보감》이 세계문화유산으로 지정된 것을 기념해 3일에 걸쳐 특집을 내보낸 일이 있었다.《동의보감》은 말로만 들었는데 프로그램을 보니 틀린 내용도 적지 않았다. 필자의 스크린에 따른 판단이라 이유를 과학적으로 설명할 수는 없다. 다만 지금까지 필자의 경험상 스크린의 결과로 실험이 모두 맞았다는 것은 말할 수 있다. 한 가지 실례를 들기로 하자. 늘상 지도를 받던 제자가 하루는 몸의 상태가 평소와 아주 달라진 것을 스크린을 통해 알게 되었다. 중앙 중심축의 오른쪽 마그네틱 채널이 꽉 막혀 있었고 평소와 달리 면역력도 아주 약화되어 결핍 수준에 이르러 있었다. 왜 몸 상태가 그렇게 나빠졌는지 이유를 물었으나 답을 안 한다. 아무리 생각해도 이유 없이 몸 상태가 단기간에 형편없어지는 않기 때문에 계속 추궁하니 어떤 여자와 성관계를 한 후로 몸이 이상해졌다는 것이다. 어서 병원에 가서 진단 받으라고 독촉한 후에 결과 보고를 하라고 했다. 보내놓고 다시 정밀 스크린을 해보니 독한 성병균에 감염됐음을 알게 되었다. 필자는 병을 치유할 약재를 찾기 시작했다. 필자의 경우 약재를 발이 아니라 스크린으로 찾아내는 것이니 의지만 있다면 무엇이든지 찾아낼 수 있기 때문이다.

그때가 봄인데 마침 강원도 시골 길거리를 지나다가 흔히 볼 수 있는 풀을 보게 되었는데 바로 제자의 성병에 특효약이었다. 알고 보니 주민들이 몸에 좋다고 상추처럼 쌈으로 먹는 풀이라고 했다. 그리고 약재상에 가서는 몇 가지를 더 찾아내 제자를 불러 풀은 식용으로 먹고 약재는 끓여서 물 대신 차처럼 마시라고 했다. 며칠 뒤병원에서 준 약도 열심히 먹고 필자가 내린 처방도 충실히 따른 다음 병원에 갔더니 이제 다 나았으니 더 이상 오지 말라고 했다는 말을 전했다. 그런데 필자가 보니 증상은 더 이상 없지만 아직 몸속에 균은 있었다. 그래서 한 번 더 병원에 가서 병균 검사를 해보도록 했다. 그랬더니 아직 균은 있다는 보고를 해왔다. 그렇다면 병원 약은 이제 그만 먹어도 되나 야채와 약재는 계속해서 먹으라고 하고 다시 며칠 뒤에 병원에서 균 검사를 해보도록 했더니 더 이상 균이 없다는 점이 판명되었단다. 그 후로 어쩌다 이 이야기가 나오면 사람들은 그 약재와 야채를 묻지만 절대로 가르쳐주지는 않는다. 혹여 문란한 생활을 하고 그 약재와 야채만 먹으면 된다는 생각을 하면 어떡하나 하는 노파심에서다. 다시 말하지만 이 책에서 언급하는 음식류와 약재에 대한 소개는 전적으로 필자의 소견에 따른 것임을 밝혀두는 바이다. 필자가 찾아낸 약재도 일반적으로 한의학에서 그런 균에 좋다고 인정한 약재는 아니기 때문이다.

둘째 중심축에 효과적인 우주의 강한 자기력을 충전받으면 심장, 비장 그리고 췌장 부위에 따스한 기운을 느끼게 되는데, 체험자들을 보면 췌장이나 비장의 따스한 변화는 잘 못 느끼지만 심장에 문제가 있는 사람들은 초보자라도 금방 느꼈다. 우리 심장은 직접 감각할 수 있기 때문이라는 생각이 든다. 왜냐하면 심장에 문제가 있으면 냉하다는 사실을 자신이 쉽게 느낄 수 있으며 심장이 냉하면 손발도 차가워지고 심하면 입술까지 검푸르러지기 때문이다. 그래서 이런 경우에는 둘째 중심축에 좋은 자기력이 강한 곳에 가면 금방 손이 따스해지고 차갑게 느껴졌던 가슴 부위가 다사롭게 되는 변화를 다른 장기의 경우보다 빨리 느끼게 된다.

체험자들이 이런 변화를 느끼면서 놀라워할 때마다 참으로 자긍심을 느끼게 된다. 한편 췌장이 약해졌다고 느끼는 경우는 신경써야 될 일이 많아 스트레스를 받게 될 때이다. 물론 당뇨로 인해 이미 췌장에서 이상 신호가 감지되는 경우를 제외하면 보통은 스트레스가 보내는 신호가 처음에는 췌장으로 온다. 이때 췌장이 냉해지는데 보통은 스스로 감지하지를 못한다. 우리가 일상생활에서 스트레스 받는 일이 없을 수는 없다. 삶은 사람들과 연관된 사건의 연속이기에 스트레스를 조절할 줄 알아야 한다. 그런데 스트레스 조절법이라는 것이 보통 적당한 운동이나 음악 듣기, 규칙적인 식사와 취미생활, 명상이나 요가 등등 주로 마음을 가라앉히고 산란한 정신을 모으게 하는 것이다. 말하자면 본질적으로 마음을 다른 데 집중하도록 해서 순화하는 것이 핵심이다. 그러나 이런 방법들은 피상적인 해결법이다. 비유하자면 가려운 곳을 긁어주어야 하는데 언저리만 긁어주는 행위 같은 것이다. 우선 일에서나 사람으로부터 스트레스를 받는 초기에는 췌장이 예민해지고 더 악화되면 사람에 따라서 당뇨로 진행되거나 뇌로 신호를 보낸다. 뇌로 신호가 오면 그 스트레스는 우울증으로 진행된다. 그러나 초기 증상에서 췌장이 예민해질 때 빨리 췌장에 원기를 북돋아주는 음식을 섭취해주고 강한 자기력이 있는 곳에 가서 췌장이 에너지를 받도록 해주어야 한다. 이 단계도 지났을 경우 우울증 초기로 갈수 있으니 거기에 합당한 음식이 뇌로 갈 수 있도록 해야 한다. 그러면 병이 더 이상 깊어지지 않는다. 이렇게 되면 스트레스는 완전히 해소되지 않고 더러 남아 있을지라도 몸은 상하지 않게 된다. 말하자면 췌장이 더 나빠지거나 우울증으로 이어지게 되지는 않는다. 적합한 음식 섭취와 강한 자기력은 스트레스에 대한 면역력을 계속 키워주기 때문이다. 우울증에 자주 빠져드는 사람이 이 방법으로 효과를 본 케이스다.

이런 면역력이 증강되면 자신감이 생기고 스트레스를 조절하고 해소하는 요령도 터득하게 된다. 즉 스트레스를 피하거나 혹은 무너지는 게 아니라 스트레스 자체를 조절할 줄 알아서 극복해내는 방법을 찾게 된다는 것이다. 그러니 이 방법이야말로 스트레스에 대처하는 최상의 방법이 아니겠는가. 앞에서 이야기한 필자의 경험처럼 스트레스를 많이 받은 날은 퇴근길에 반드시 적절한 음식을 섭취하고 자기력이 강한 곳으로 가서 스스로 치유했던 일이 여기에 해당한다. 당시 문제가 해결되기까지 거의 보름간을 그렇게 했던 기억이 난다. 만일 그렇게 넘기지 못했다면 스트레스로 심한 질병을 얻을 수도 있었을 것이다.

둘째 중심축에 우주의 자기력을 충전받는 일은 일상생활을 건강하게 유지하기 위해서도 중요한 작업이다. 둘째 중심부에 질병이 있다면 우주의 자기력은 치유와 예방에 도움이 되며, 질병이 없다면 장기들의 면역력을 강화하고 에너지를 충전해 마그네틱 채널을 강하게 활성화해서 영양분과 호르몬이 뇌와 장기를 오가며 원활하게 소통될 수 있도록 하는 것이다.

둘째 중심축에 좋은 자기력 찾기

그렇다면 전국에서 둘째 중심축에 좋은 에너지를 받을 수 있는 장소가 어디인지 보기로 하자. 둘째 중심축에 좋은 자기력이 강한 곳에 가면 우선 심장과 위장이 있는 중간 부위가 따스해지는데 첫째 중심축에 비해 그렇게 많지는 않다. 일단 첫째 중심축이 강화된 다음에 둘째 중심축에 좋은 자기력을 찾는 것이 좋으나 위나 심장, 췌장 등에 질병이 있거나 약해서 보강이 필요한 경우는 위에서 설명한 대로 이 중심축에 합당한 음식을 충분히 섭취한 다음에 가는 것이 좋다. 우선, 서울 지역을 보면 성동구 응봉산이 좋으며 개나리축제 하는 장소와 응봉산 암벽공원이 둘째 중심축에 아주 좋다. 도봉산은 정말 좋은 자기력의 창고 같은 곳이다. 만월암, 망월사, 주봉, 관음암, 천축사에 둘째 중심축을 아주 따스하게 감싸주는 강한 에너지가 있으며 이는 면역력 강화에도 도움이 된다. 근처 주민들이라면 소화가 안 될 경우 소개한 장소에 가 있으면 소화도 잘될 것이다. 종로 인왕산은 인왕산 약수터가 좋다. 북악산은 창의문 쪽이 아주 자기력이 강하다. 서대문구에 있는 백련산은 은평정이 아주 자기력이 강하며 중랑구 아차산은 구리둘레길이 좋으며 용마산 구룡산은 안부가 자기력이 강하다. 여기는 면역력 강화에도 아주 좋다. 중랑구는 용마산길이 좋으며 팔각정도 자기력이 강하다. 관악산은 학바위가 좋으며 검단산은 약수터가 아주 좋다. 마포구에 있는 매봉산은 매봉산 둘레길이 아주 좋다. 성북구 천장산은 의릉전망대가 아주 자기력이 강하다. 서울 지역의 사찰로는 대표적으로 강남의 봉은사와 조계사가 좋다.

경기도로 가면 남양주 불암산이 좋다. 천마산은 천마의집이 좋으며 가평 화악산은 샘골소나무 유원지가 아주 강하며 특히 면역력 강화에도 아주 좋다. 축령산은 제1코스 주차장이 아주 좋다. 양평은 용문사와 용문산자연휴양림이 그리고 주차장이 아주 자기력이 강하고 좋다. 안성시 칠현산은 칠성사가, 연천군 고대산은 고대산 큰골이 좋고 진달래밭과 주차장도 좋다. 가평군 연인산은 장수폭포와 장수능선이 특히 자기력이 강하고 면역력도 강화되는 곳이다. 가평의 유명산은 어비계곡과 어비산 정상, 중미산 그리고 중미산 자연휴양림이 둘째 중심축에 좋은 자기력이 아주 강하다. 이천은 초암약수가,

화성시는 칠보산 용화사 정상과 잠종장 정상이 아주 자기력이 강하다. 인천 남동구 소래산은 소래산 삼림욕장이 아주 자기력이 강하고 좋다. 경기도 사찰로는 남양주 흥국사, 묘적사, 수종사가 양평은 용문사와 묘각사가 아주 좋다. 강화는 용해사가 부평은 보명사, 화천사, 보각사, 길상사, 대흥사, 보문사, 승보사가 모두 둘째 중심축에 좋은 에너지를 품고 있다. 서구는 응보사가 아주 자기력이 강하며, 연수구는 백련 봉경사가, 남구는 월천사가 좋다. 남동구는 관음사가 좋으며 안산은 쌍계사, 과천은 문천사, 동두천은 자재암이, 양주는 회암사가 좋다. 가평은 현등사가, 안성은 청룡사가 좋다. 기왕이면 각 사찰마다 어느 장소가 좋다고 콕 집어서 설명하고 싶지만 산과 달리 행여 사찰에 폐가 되는 부작용이 일어날 수도 있어 그렇게 하지 않고 있음을 양지해주기 바란다. 다시 의왕시로 가면 청계사가 좋으며 의정부는 회룡사, 수원은 대승원, 이천은 영원사, 포천은 자인사, 평택은 삼복사가 좋은데 특히 여기는 면역력에도 강한 자기력이 있다. 광주는 대불사가 둘째 중심축에 좋은 장소이다.

경기 지역에서 가족이나 지인들과도 쉽게 접근할 수 있는 관광 명소로서 둘째 중심축에 좋은 장소를 소개하면 다음과 같다. 연천 선사유적지, 안산 누에섬, 광주 남한산성 행궁, 수어장대, 남한산성 도립공원이 좋다. 여러분들은 같은 장소가 첫째 중심축에도 좋고 둘째 중심축에도 좋다고 하니 아마 의아할 것이다. 그렇게 두 가지 중심축에 다 좋은 곳이 있다. 어떤 곳은 셋째 중심축에도 좋아 세 중심축에 모두 좋은 곳도 여러 군데 있다. 그리고 특수한 경우지만 척추에 아주 좋은 자기력도 있으며 우뇌나 좌뇌에 특별히 좋고 기운이 강한 에너지가 있는 곳도 있다. 이렇게 보면 정말 자연은 인간에게 얼마나 많은 은혜를 베풀어주고 있는지 그저 감사할 따름이다. 자연의 고마움을 느끼는 사람이라면 절대로 자연을 훼손하는 일은 하지 말아야겠다는 생각이 들 것이다. 우리 후손들도 대대로 깃들이고 살아야 할 땅이니까 말이다.

다음은 강원도 지역 산 가운데 둘째 중심축에 좋은 산을 보기로 하자. 원주 치악산은 홈페이지가 있어 자기력 강한 장소를 찾기가 너무 좋다. 모든 산이 이렇게 정리돼 있다면 정말 좋겠다는 생각이 든다. 치악산은 영원사도 좋으며 남대봉과 구룡사, 향로봉 그리고 세렴폭포가 아주 강해서 좋다. 홍천 오대산은 소금강 코스에서 보이는 무릉계와 삼각점봉, 내동고개가 자기력이 아주 강하며 상원사와 월정사도 아주 좋다. 인제 곰배령은 인제읍 귀둔리 곰배골이 면역력에도 아주 좋은 자기력이 있는데 정말 강하다. 필자 같으면 구태여 산에 오를 것이 아니라 이 곰배골에서 시간을 보낼 것이다. 정말 좋다. 태백 덕황산도 면역력에 아주 좋은 에너지가 있으며 골말과 약수터가 자기력이 아주 강하다. 삼척 두타산은 백곰바위가 좋으며 고성의 마산은 진부령, 흘리가 자기력이 아주 강하며 면역력 강화에도 크게 도움이 된다. 홍천 운무산은 먼드래재와 구목령이 자기력이 아주 강하며 더불어 면역력 증진에도 아주 좋다. 다음 강원도 지역 사찰을 보면, 춘천 청평사는 면역력과 명문 모두에 좋은 아주 강한 자기력이 있으며 인제 봉정암, 장수사, 영월 선유사 등이 면역력과 명문에 아주 강한 자기력이 있는 곳이다. 계곡으로는 영월 엄둔계곡, 평창 뇌운계곡, 인제 백담계곡, 강릉 단경골계곡이 좋은데 이런 곳은 명문과 면역력에 아주 좋은 자기력이 있다. 관광명소로는 강릉 선교장, 경포해변, 정동진, 양양 낙산해변이 좋은데 여기도 면역력에 좋은 에너지가 있다. 양양에는 죽도와 죽도정도 자기력이 아주 강하다. 동해 추암해수욕장, 망상해변, 삼척 덕풍계곡, 평창 흥정계곡이 자기력이 아주 강하다.

다음 충청도로 가보자. 충남 지역 산인 계룡산의 경우 갑사와 신원사 주차장이 아주 강해서 그냥 차에 앉아 있어도 좋다. 청양 칠갑산은 도립공원이 좋으며 면역력에도 아주 강한 에너지를 품고 있다. 예산 덕숭산은 수덕사 경내에 아주 좋은 곳이 많으며 암자 가는 길목에도 좋은 곳이 아주 많다. 단양 삼태산은 용바위골이 아주 좋다. 여기는 면역력에도 아주 강한 자기력이 있다. 수암산은 삽교 목리가 아주 좋으며 서산 팔봉산은 암봉과 홍천강 쪽 그리고 양길리 주차장과 임도가 둘째 중심축에 아주 좋은 자기력이 있으며 특히 척추 중심축에도 좋은 에너지가 있다. 금산 진악산은 위어동굴(음지리)과 선공암 그리고 진악로 광장이 좋으며 면역력에도 좋은 자기력이 있다. 홍성 오서산은 안골고개가 자기력이 아주 강하고 좋다. 서천 천방산은 일대에 좋은 곳이 아주 많다. 방산고개, 토골, 큰골, 철쭉농원이 모두 둘째 중심축뿐 아니라 명문에도 아주 좋은 자기력이 강하다.

충남 지역 사찰로는 마곡사, 수덕사, 갑사, 공주 동학사, 청양 장곡사가 아주 좋으며 아산은 세심사가, 공주는 선림원이 좋다. 청양

봉은사, 보령 개덕사, 논산 수곡사는 모두 면역력과 명문에도 아주 좋으며 둘째 중심축에 강한 자기력이 있는 곳이다. 다음 충남 지역 계곡으로 가면 공주는 갑사계곡, 신기골, 삿갓재골, 심봉골이 좋으며 청양은 냉천골과 지천구곡 그리고 돌두르미골이 자기력이 아주 강하며 면역력 향상에도 크게 도움이 된다. 계룡 통절골, 홍성 방아미골, 흰들원장골, 부수골 모두 면역력에도 상당히 좋은 자기력이 나온다. 당진 작은홍골, 타락들, 금산 지쟁이골, 명대골계곡, 대둔산 선녀폭포, 아산 강당골계곡이 자기력이 아주 강하다. 논산은 수락계곡이 서산은 용현계곡이 그리고 보령은 성주계곡과 장생골이 좋다. 다음 충남 지역의 관광명소로서 보령 대천해수욕장, 서천 춘장대해수욕장이 둘째 중심축에 아주 좋다. 특히 춘장대해수욕장은 셋째 중심축에도 아주 강한 자기력이 나온다.

다음 충북 지역으로 가보자. 둘째 중심축에 좋은 강한 자기력이 있는 산은 보은 구병산이며 제천 까치산은 정상석이라는 곳이 아주 좋다. 괴산 성불산은 기곡마을과 점골이 자기력이 아주 강하며 성 에너지와 면역력에 좋은 기운도 강하다. 또한 칠보산은 오송 지구 사담리 절말이 좋다. 이 가운데 오송 지구와 사담리는 면역력에도 강한 에너지가 함께 있다. 이외에도 충주 포암산은 부리기재가 좋다. 음성은 원통산이 좋다. 옥천 마성산은 참나물골산과 교동저수지 주차장이 좋다. 영동은 마니산 근처에 있는 어류산이 아주 자기력이 강하며 성 에너지와 명문에도 좋고 강한 것이 특징이다. 청주는 우암산이 좋으며 구룡산은 장승공원과 문의교, 작두산이 좋은데 특히 문의교는 성 에너지도 아주 강력한 곳이다. 증평 좌구산은 좌구산천 문재가 아주 자기력이 강하며 면역력에도 아주 좋다. 음성 원통산은 둔터고개가 아주 자기력이 강하며 옥천 마성산은 늘티재가 좋다. 충주 지등산은 윗공말이라는 곳이 좋으며 성 에너지도 함께 있다.

사찰로는 충주 중원미륵사지, 대흥사, 청주 서원구 남이면에 있는 동화사가 아주 좋다. 음성 원남면에 있는 화암사는 면역력 증강에도 아주 좋은 기운을 품고 있다. 제천 강천사, 청주 명장사, 음성 미타사, 진천 길상사, 속리산 법주사가 좋다. 계곡으로는 제천 송계계곡, 노목계곡, 덕동계곡, 영동 물한계곡, 선유동계곡, 사담계곡, 선유구곡, 용하계곡, 관목대계곡, 능강계곡, 호롬소계곡 등이 모두 강한 자기력이 있는 곳인데 면역력과 성 에너지에도 도움이 되는 자기력이다. 괴산 쌍곡계곡과 화양구곡은 면역력에도 아주 강한 자기력이 있다. 이외에 충주 수룡폭포, 점골계곡, 방아골이 좋다. 보은 화양계곡, 진천 연곡계곡, 영동 천태산, 진주폭포가 아주 좋으며, 단양 어의계곡은 면역력 증강에도 아주 강한 자기력이 있으며 중앙 마그네틱 채널의 활성화에도 아주 좋은 곳이다. 다음 충북의 관광명소로서 둘째 중심축에 좋은 장소를 찾아보면 단양 고수동굴, 제천 의림지, 충주 탄금대, 문성자연휴양림이 좋은데 괴산은 소금강 일대에 좋은 곳이 여러 군데 있다.

다음 전라도 지역을 보자. 전북 지역의 경우 정읍 두승산은 '두승산성 서문지 이정표' 앞이 아주 자기력이 강하다. 완주 불명산은 시루봉이 좋으며 특히 셋째 중심축에 아주 강한 에너지를 받을 수 있다. 운암산은 운룡마을과 취수판이 자기력이 강하고 천등산은 용계산성과 격포가 자기력이 강하다. 완주 만덕산은 미륵사 입구가 자기력이 강하다. 부안으로 가면 내변산에는 사자동과 바드재 그리고 인장암이 아주 좋으며 원암은 자기력이 아주 강한데 면역력에도 아주 좋은 기운이 있다. 진안 운장산은 갈크미재가 자기력이 아주 강하며 면역력 증강에도 좋다. 임실 오봉산은 일봉, 사봉, 국사봉이 아주 자기력이 강하며 면역력에도 상당히 좋은 기운이 서려 있다. 완주 연석산의 경우 연석사 입구인 연동마을이 아주 자기력이 강하다. 이외에 부귀면 봉암리 상궁항도 가슴 부위가 아주 따스해지는 기운이 참 좋은 곳이다. 정읍 내장산은 원적계곡과 금선계곡이 아주 자기력이 강하며 면역력에도 많이 도움이 된다. 내장사도 물론 좋은 곳이 많다. 장수 봉화산에는 철쭉 군락지가 아주 좋다. 무주 덕유산은 삼공리 구천동이 몹시 자기력이 강하다. 지장산은 방골재와 굴고개가 좋다.

다음 사찰로는 김제 금산사, 부안 내소사가 좋고 정읍 내장사, 명암사가 좋으며 완주 위봉사가 좋다. 둘째 중심축에 좋은 기운은 가슴 부위가 아주 따스해지는 것이 특징이다. 다음, 계곡으로는 정읍 몽개폭포, 남원 달궁계곡, 그리고 부치골계곡이 아주 자기력이 강하다. 장수는 덕산계곡과 토옥동계곡 그리고 큰거두장이골이 좋으며 순창으로 가면 강천산계곡 강천산 용소가 아주 좋다. 다음 강청산에 있는 병풍폭포가 좋으며 무주 구천동계곡, 대원등골계곡, 백암동계곡, 버두골계곡이 모두 좋다. 진안은 운일암, 반일암과 옆당골이 좋으며 부안은 실상사계곡, 봉래구곡이 좋으며 면역력 증진에도 도움이 된다. 정읍은 원적계곡과 방조월골이 좋으며 고창은 도솔계곡과 운암골이, 완주는 운장산계곡과 작은귀골 그리고 큰절골, 양지골이 아주 자기력이 강하다. 임실은 백련산 용소폭포가 아주 좋다.

다음 전북 지역 관광지로는 김제 벽골제, 모악산도립공원, 남원 흥부골자연휴양림, 부안 위도해수욕장, 전주 남고산성, 군산 장자도, 완주 위봉산성, 순창 회문산자연휴양림이 아주 좋다.

전남 지역에서 둘째 중심축에 따스한 기운을 불어넣어줄 지역을 찾아보기로 하자. 산으로는 영암 월출산의 사자봉이 좋으며 화순 백아산은 마당바위와 매봉이 좋으며 진도 남망산은 면역력에도 좋은 자기력이 있다. 장성 불태산은 천봉이 자기력이 강하며 방장사도 아주 좋다. 구례는 원효골계곡이 아주 좋다. 장흥 억불산은 마을 입구 저수지가 아주 좋으며 담양 만덕산은 방아재가 아주 좋다. 강진 덕용산 소석문과 진도 동석산의 동석바위전망대가 좋은데 면역력에도 좋은 기운을 가지고 있다. 순천 조계산은 천자암과 대각암이 좋으며 고흥 마복산은 마복사 입구와 봉수대가 좋다. 지리산은 큰 산인 만큼 경상도 전라도 지역을 아우르고 있으며 좋은 곳도 아주 많은데 최근에 조성된 한약마을 등 한방을 알리기 위해 조성된 지역도 정말 좋은 곳에 자리 잡고 있다. 여기에도 자기력이 아주 강한 곳이 많으며 다음에 소개되는 지리산 지역 계곡에 좋은 곳이 많다. 사찰로는 구례 화엄사, 장성 백양사, 보성 대원사, 화순 운주사, 순천 송광사가 아주 강한 기운이 둘째 중심축으로 스며드는 곳이다. 다음

계곡으로는 함평 지명생이골, 앞골, 큰덕골, 백운동계곡, 달궁계곡, 대원사계곡, 칠선계곡, 구룡계곡 등이 모두 지리산 지역에 분포하는 계곡들로 자기력이 아주 강한 곳이다. 그 외에 해남 대둔사계곡, 뚜드럭골계곡, 큰골계곡이 아주 좋은 자기력이 있고, 진도 빈지머리들 계곡이 좋으며, 나주 칢실골은 첫째 중심축에도 강한 에너지가 있다. 또한 집앞계곡, 선에골, 봉국골, 산적골, 울밑에골계곡, 풍동암돌계곡, 영암 도독골, 영광 서당골계곡, 지암들계곡, 광양 백운산, 동곡계곡, 어치계곡, 금천계곡, 순천 선암사계곡, 윗텃골계곡, 배낭골, 도둑골, 풍터골, 시아골계곡 등에 첫째와 둘째 중심축에 좋은 자기력이 있으며 또한 면역력에도 아주 좋은 에너지가 있다. 구례 화엄사계곡, 용지동계곡, 담양 가마골계곡, 보성 용추폭포, 장성 수도골계곡, 고흥 땅골계곡이 자기력이 아주 강하며 면역력 증강에도 아주 좋다. 전남 관광지에서 좋은 곳은 담양 죽녹원, 고흥 대전해수욕장이다.

　다음은 경상도 지역에서 둘째 중심축에 좋은 자기력이 강한 곳을 찾아가보기로 하자. 경북에 있는 산으로 남산의 오릉이 좋은데 양산재와 탑골이 특히 좋으며 면역력 증강에도 크게 도움이 된다. 지도를 보니 문경시 조항산 근처 농암면 군기리 쪽에 둘째 중심축에 좋은 자기력이 있다. 석굴암은 주차장이 아주 자기력이 강하며 영덕군 칠보산은 칠보산자연휴양림이 아주 좋다. 포항 동대산은 경방골과 644.9봉이 아주 자기력이 강하며 셋째 중심축 강화에도 크게 도움이 되며 면역력에도 아주 좋다. 사찰로는 예천 용문사, 군위 인각사가 좋으며 영천 만불사, 영주 희방사, 문경 혜국사, 청도 사리암,

경주 원원사, 구미 죽장사가 특별히 자기력이 강하며 면역력 증진에도 아주 좋다.

계곡으로는 양양 본신계곡, 청송 절골계곡이 아주 좋으며 면역력 보강에도 아주 좋다. 문경은 문경용추계곡, 쌍용계곡이, 울진은 불영사계곡이 아주 좋으며 역시 면역력에도 크게 도움이 된다. 군위 동산계곡, 영천 치산계곡 그리고 울릉군 성인봉 봉래폭포가 좋다. 고령은 상바리계곡이 좋다.

관광명소로는 안동 하회마을, 병산서원, 포항 영일대해수욕장, 경주 석굴암, 다보탑, 울진 엑스포공원, 예천 회룡포 유적지, 초간정, 상주 경천대 관광지, 안동 퇴계종택이 아주 좋다. 영천의 경우 운주산 승마자연휴양림이 아주 좋으며 면역력 증강에도 효과적이다. 다음 경남으로 가면 산청 지리산의 대원사 피아골 천왕봉이 아주 좋으며 합천 가야산 황매산은 철쭉군락지에 특히 둘째 중심축에 아주 강한 자기력이 흐른다. 남덕유산은 영각사가 자기력이 강하다. 밀양 운문산은 원서리와 석골사가 아주 좋다. 통영 미륵산은 용화사광장이 아주 좋고 함양 남덕유산은 영각사가 아주 좋으며 양산 천성산 그리고 천태산은 꿈바위와 천태공원이 자기력이 아주 강해서 꼭 가보기를 권한다. 면역력 증강에도 아주 탁월한 곳이다. 밀양 구만산은 구만산장이 아주 좋다. 거제 대금산은 절골마을이 아주 자기력이 강하며 면역력 강화에도 좋다.

다음 사찰로는 밀양 무봉사 그리고 석공사가 좋으며 특히 면역력 증강에 도움이 된다. 양산 서운암, 함양 용추사, 영락사 통영 용궁

사도 둘째 중심축뿐만 아니라 면역력 강화에도 도움이 되는 에너지가 좋다. 사천으로 가면 천태종 계열인 창원 의림사가 좋다. 계곡으로는 함양 용추계곡, 국골계곡, 양산 내원사계곡, 산청 대원사계곡, 백운계곡, 중산리계곡, 청계계곡, 장재소계곡, 사천 용소계곡, 김해 장척계곡, 하동 청암계곡, 김해 무척산 천지폭포, 창원 수원지골계곡, 함안 새틀계곡, 함양 용추계곡, 진주 진주향교, 산청 대원사계곡, 창원 용추계곡이 아주 좋은 곳이다. 어디든지 계곡에 강한 자기력이 형성되어 있어 참으로 신기하다. 반드시 지정학적인 이유가 있을 법하다.

경남의 관광지로서는 거제시 신선대와 덕포해수욕장 그리고 거제자연휴양림, 여차봉골해수욕장이 아주 좋다. 통영 비진도, 거창 금원산자연휴양림도 자기력이 강하다.

제주도에서 둘째 중심축에 좋은 곳은 서귀포의 표선 그리고 서귀포 중문 성읍민속마을이다.

자기력의 셋째 중심축

셋째 중심축은 뇌 부위를 가리킨다. 독자 여러분은 인체에서 머리가 제일 위에 있는데 왜 셋째 중심축이라고 했으며 맨 마지막에 설명하는 걸까 하고 의아해할지도 모르겠다. 아마도 현명한 독자라면 이미 이유를 벌써 눈치챘을지도 모른다. 첫째 중심축에 저장된 에너지가 부실하다면 그리고 둘째 중심축에 있는 마그네틱 채널의 통로 문이 원활하지 못하다면 셋째 뇌 부위는 더 이상 볼 것도 없다는 얘기다. 왜냐하면 우리의 뇌는 첫째 중심축에 있는 각 기관들과 둘째 중심축에 포진된 기관들에서 각각 만들어낸 영양소와 산소와 포도당의 연료들을 원활하게 제때 공급받지 못할 경우 기능이 정지되고 말기 때문이다.

뇌 세포는 산소 공급이 4~5분 동안만 중단되도 손상되며, 당분 공급이 10~15분간만 중단되면 실신하게 된다고 한다. 뇌의 무게는 몸무게의 2퍼센트에 불과하지만 혈액은 전체의 20퍼센트를 공급받고 있다. 또한 뇌는 신체 에너지의 30퍼센트를 쓰고 있다고 한다. 그러니까 뇌는 우리 몸무게의 2퍼센트에 불과한 작은 크기이지만 몸 전체 에너지량의 30퍼센트에 달하는 영양분과 산소를 소모하고 있다는 것이다. 인체의 다른 장기들의 세포는 생성 소멸을 주기적으로 반복하면서 일정 시간 지나면 교체되고 있지만 심장과 뇌의 세포는 한번 형성된 다음에는 세포 교체 작업 없이 인간의 수명과 함께한다. 특히 뇌 세포는 20세까지 성장이 완성되면 지속적으로 우리 수명이 다할 때까지 기억이나 감정 조절, 의식과 인식 작용을 하고 있으며 100가지가 넘는 호르몬을 조절해서 인체의 체온이나 심박수를 정상적으로 유지하도록 한다. 또한 보고 듣는 등의 다섯 가지 감각 기관에서 들어온 모든 정보들을 처리하고 운동 명령을 내리는 등 인간이 살아가는 데 필요한 모든 기능을 수행하기 때문에 그렇게 엄청난 에너지 대사가 필요한 것이다.

이렇게 볼 때 뇌는 기억력이나 담당하는 사소한 기관이 아니라 개인 삶의 역사가 곧 뇌의 역사라고 해도 과언이 아닐 정도로 중요한 기관이다. 그러나 대부분의 사람들은 기억력이 나빠지거나 건망증이 들 때에야 비로소 자신의 뇌를 생각해보는 경향이 있다. 그래도 요즘은 각 언론 매체들에서 가파르게 증가하는 치매에 대한 우려를 쏟아놓고 있어 사람들이 뇌에 관심을 기울이게 되었으니 참으로 다행이라 하겠다.

셋째 중심축의 핵심 기관인 뇌는 이렇게 우리 몸에서 정신과 육신의 여러 대사 조절을 진두지휘하고 있기 때문에 뇌가 사용해야 할 산소와 여러 영양소를 공급하는 데 정성을 다해야 하는 것이다. 그렇다면 어떻게 영양분을 제때에 활발하게 공급할 수 있을까. 요즘 방송에서는 뇌에 좋다는 음식이 자주 소개되고 있는데 이를 아무리 자주 섭취한다고 해도 음식만으로 뇌 기능이 좋아지기에는 역부족이라 할 수 있다. 왜냐하면 음식 섭취에는 항상 그렇듯이 한계가 있기 때문이다. 이 책에서 누누이 강조하듯이 몸에 대한 근본적인 시각을 바꾸지 않는 한 특정 음식이나 약재 또는 운동법 등으로는 뇌를 비롯한 우리 몸의 어느 장기도 건강한 상태로 오래 유지하기는 어렵기 때문이다. 우리가 편안하게 숨을 쉬고 살 수 있는 이유는 우리 몸 안에서 지속적으로 이루어지는 신진대사 때문이다.

우리 몸이 생명을 유지하기 위해 외부로부터 얻어낸 물질들을 분해하고 합성하는 화학작용을 통해 생명 활동에 필요한 열과 에너지를 생성하는데 이러한 물리화학적 반응을 신진대사라고 한다. 이 과정을 통해 세포가 성장하고 생식 기능을 가진 유기체로서 살아갈 수 있으며 또한 체온을 항상 일정하게 유지할 수 있으며 혈압이나 심장박동, 호흡, 소화기 등의 기능이 잘 조절되고 호르몬이 생성 조절되어 특별한 변수가 없는 한 건강체로 살아갈 수 있는 것이다. 그런데 이런 대사 과정은 마그네틱 채널을 통해서 이루어지고 있으며 이 과정을 진두지휘하는 총사령관이 바로 뇌라는 것이다.

뇌는 대뇌와 소뇌 그리고 간뇌와 뇌간으로 구성되며 척수를 통해서 우리 몸과 연결되는데 이 뇌와 척수를 생리학적으로 중추신경계라고 한다. 이 중추신경계는 다시 온몸으로 뻗어나가 있는 말초신경계로 연결되어 우리 몸 전체를 지배하고 있다. 뇌와 척수에 있는 중추신경계는 우리 몸의 각 기관들에서 오는 정보를 수집하고 분석해서 각 기관들에게 명령을 내리면서 조절 통제한다. 이때 등 쪽 척추 안에 있는 척수는 뇌가 보낸 명령을 하달하고 각 기관들에서 오는 메시지를 위로 전달해주는 역할을 한다(123쪽 그림 참조). 그러므로 척수는 뇌와 더불어 생명 유지에 아주 중요한 기관이다. 뇌와 척수에서 각 기관들에 명령을 내리고 받는 과정은 주로 호르몬과 신경계 그리고 혈액을 통한다. 마그네틱 채널은 바로 이런 중요한 통로를 일컫는 말이기도 하다. 그러므로 일단 마그네틱 통로가 활발하게 열려 있어야 한다는 것이다.

우리 몸속의 세포가 만들어낸 물질들이 일정량보다 너무 많으면 세포 밖으로 배출하고 부족하면 안으로 들어오도록 하는 모든 과정들이 바로 마그네틱 채널을 통해 수행된다. 예컨대 호르몬이나 효소 그리고 나트륨과 칼륨의 농도는 모두 마그네틱 채널이 활성화되어야 정상적으로 조절될 수 있다. 또한 우리 몸의 기관들인 손과 발 그리고 다섯 가지 감각기관과 장기들이 감지한 이상 신호를 원활하게 뇌로 보내주고 뇌는 이 신호를 즉각 판단해서 팔다리를 어떻게 움직이라든지 호르몬을 더 분비하라든지 하는 명령 신호를 내린다. 그런데 몸의 마그네틱 채널에 이상이 생기면 신호를 보내는 일이나 뇌가 명령을 내려보내는 일이 지체되거나 아예 멈추게 된다. 이때 몸에 병이 생기는 것이다. 팔다리를 마음대로 제어할 수 없는 파킨슨병도 뇌의 신경전달물질이 원활하게 소통되지 않아 생기는 증상이다. 이 신호를 보내거나 받는 작업이 원활하려면 마그네틱 채널이 순조롭게 작동되어야 하고 첫째 중심축에 에너지가 충실하게 저장되어 있어야 한다. 즉 원기가 있어야 한다. 그런데 몸이 환경호르몬에 오염되어 중금속 수치가 아주 높아졌거나 음식물을 올바로 섭취하지 못했거나 염증이 있다면 마그네틱 채널 어딘가에 이상이 생겨서 뇌로 신호를 제대로 전달할 수 없고 따라서 뇌로부터 어떠한 명령도 못 받게 되어 병으로 발전되는 것이다. 이러한 모든 작업은 뇌가 지휘하고 있는데 뇌 가운데서도 필자는 변연계가 둘러싸고 있는 간뇌를 중심으로 하여 아래로 연결되는 뇌간, 연수 부분들이 특히 중요하다고 본다. 필자가 제시하는 인체의 새로운 시각에 따르면 그렇다.

간뇌는 중뇌와 대뇌 사이에 있는데 시상하부, 시상 그리고 송과체가 있으며 자율신경계의 최고 중추라고 한다. 간뇌는 호흡, 심장, 혈압 그리고 호르몬 분비 등을 조절하고 명령해서 인체의 항상성을 유지하도록 한다. 시상하부는 내장의 기능을 조절해서 내분비선 대사성을 정상으로 유지하도록 하며 인간 감정, 정서 작용 등을 조절하는 역할을 한다. 예컨대 뇌하수체를 통제해서 몸의 호르몬을 전달하도록 해서 갑상샘을 조절하고 췌장의 인슐린 분비를 조절하고 부갑상샘을 조절해서 신장의 역할이나 수분 대사를 조절하며 음식 섭취나 체온 그리고 생체 리듬을 조절하는 자율신경계의 최고 중추이다. 그러므로 시상하부가 손상되면 내분비선이나 대사 그리고 행동에 이상이 오게 된다. 시상은 냄새를 제외한 모든 감각과 자극에 관한 정보를 대뇌피질로 올려 전달해주는 중재자 역할을 한다. 또한 송과체는 생체학에서는 신체 리듬을 조절하고 멜라토닌이라는 호르몬을 분비하여 수면에 관여하는 것으로 알려져 있으나 한편에서는 불가사의한 의식 세계를 관장하는 것으로도 알려져 있다. 필자는 바로 이 송과체가 얼마나 중요한 기관인지를 《신비한 인간의 몸》에서 밝힌 바 있다.

대뇌나 소뇌도 모두 중요하나 필자가 생각하기로는 첫째 중심축을 통해서 올라온 에너지가 척수를 통해서 뇌간으로 그리고 간뇌의 시상하부나 시상, 송과체로 제대로 원활하게 전달된다면 대뇌나 소뇌는 저절로 원활해진다. 그리고 간뇌와 뇌간은 바로 척수와 연결되기 때문에 자연히 척수의 여러 기능도 좋아질 수밖에 없다. 또한 뇌의 명령을 하달하고 정보를 전달하는 역할을 하는 척수는 세 중심축에 모두 속해 있는 중요한 통로라고 한 설명을 상기할 필요가 있다. 그런데 이 책을 쓰면서 알게 된 놀라운 사실을 고백하지 않을 수 없다. 지금까지 이 책을 읽어온 독자들은 우리 몸에 있는 자성은 마

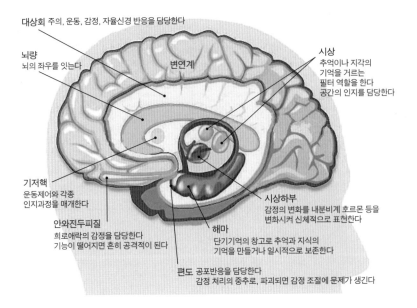

뇌의 구조와 기능

그네틱 채널을 통해 흐르고 있는데 우주의 자기력이 강한 곳에 가서 충전을 받아야 하며, 충전이란 질병 치유에 도움이 될 뿐 아니라 세 중심축에 에너지를 저장하기 위해서도 반드시 필요하다는 것을 이해했다. 그리고 이 에너지 충전이란 바로 노화를 예방하고 극복하는 역할을 한다는 내용을 숙지했을 것이다. 이 내용들은 모두 필자의 체험기에 해당한다. 그런데 생물학을 전공한 것도 아니고 더구나 의사도 아닌 필자로서는 이 책을 준비하면서 인체생리학을 공부하지 않을 수 없었다. 그러다가 중추신경계의 신경세포에 전기가 흐르고 있으며 자극을 받지 않고 휴지기일 때 -70mV의 전위를 가지고 있다는 사실에 깜짝 놀랐다. 더구나 신경세포의 랑비에 마디는 줄어든 전기신호를 증폭시키는 역할을 한다는 사실에 아연해질 수밖에 없었다. 이 책에서 알려주고 있는 장소를 찾아 강한 자기력을 충전받아야 한다는 필자의 주장이 모두 과학적으로 증명될 수도 있다는 단서를 잡았기 때문이다.

이 이야기를 조금 더 하기로 하자. 참으로 우리 몸은 신비롭기 그지없다. 인체생리학에서는 뇌와 척수를 중추신경계라고 하며 뇌에서 뻗어나간 열두 쌍의 신경과 척수에서 나간 서른한 쌍의 신경은 모두 말초신경을 구성한다고 한다. 말하자면 뇌와 척수는 신경조직으로 구성되어 있는 것이다. 그런데 이 신경조직들에는 약 70mV 전기가 흐르면서 몸 안팎에서 자극이 올 때마다 몸 상태의 안정과 평형을 이루기 위해 활동한다는 것이다(복잡한 화학적 내용은 생략하겠다). 그러다가 전기의 전압이 줄어들면 전기 신호를 증폭시키는 랑비에 마디라는 신경조직이 제 역할을 한다. 신경섬유들의 이러한 생기 있는 활동 덕분에 우리 인체는 저절로 심장박동이 조절되고 소화가 되고 호르몬도 알맞게 분비되고 골격과 근육도 제대로 작동된다. 이렇게 자율적으로 알아서 작동되는 인체의 신비를 느낄 때마다 정말 감사한 마음이 절로 우러난다. 이토록 고귀하고 소중한 내 몸이 커다란 보물이라도 되는 듯해 뿌듯하다.

필자는 항상 행복하고 부자라는 느낌이 든다. 그런데 사람들은 그 행복과 부유함이라는 가치에 즉각 물질적인 기준을 들이댄다. 한번은, 학생들과 함께한 자리에서 "내가 세상에서 제일 부자"라고 말하고서 왜 그렇게 생각하느냐는 질문을 잔뜩 기대하고 있는데 질문 대신에 얼굴 표정에서 읽을 수 있는 "교수이기 때문일 거야~"라는 그들의 답을 알아채고 몹시 당황했던 적이 있다. 사람들은 건강한 몸이 얼마나 큰 자산이고 몸을 항상 관리할 수 있는 능력이 있다는 것이 얼마나 큰 행복인지를 모른다. 참으로 안타까운 일이다. 앞서 1부에서 논의했던 나만의 곳간이 바로 이러한 행복감의 원천이다. 이 행복이야말로 누구도 빼앗아갈 수 없는 자기만의 뿌듯한 자산이다. 이 행복감은 주위 상황이 아무리 변해도 지킬 수 있는 유일한 재산인 것이다.

요즘 누군가가 우울증으로 자살했다는 소식을 들을 때마다 무척 가슴이 아프다. 더구나 한창 젊은 20대, 30대의 자살 소식은 가슴이 미어지게 한다. 무궁무진한 가능성이 있는 고귀한 생명들이 이렇게 스러지다니 안타깝기 그지없다. 우리나라가 OECD 국가 가운데 자살률 1위라는 불명예를 짊어지게 되었으니 어떻게 하면 우리가 행복해질 수 있을까를 깊이 생각해볼 일이다. 자신의 몸을 뜻대로 조절할 수 있어야 행복을 누릴 수 있다. 명예나 재물이 아무리 많다 해도 죽을 때는 모두 놓고 가야 하니 거기에 모든 것을 거는 일은 허망하기 이를 때 없다. 죽음에 이르면 사람들은 내가 누구인가, 내가 평생 무얼 했는가를 생각해보지만 죽음을 앞두고 아, 내가 이것만은 챙겨 갈 수 있다고 할 만한 것이 있는가. 자신을 스스로 조절할 수 있는 능력은 실로 누구도 빼앗아갈 수 없는 소중한 자산이다. 그것을 모르고 사람들은 밖으로만 돌면서 무언가를 찾으려 하고 뜻대로 안 되면 쉽게 좌절해버린다. 가장 소중한 자산은 무엇보다 내 안에 있는데…… 참으로 안타깝다.

이제 셋째 중심축인 뇌 이야기를 마무리 짓기로 하자.

노화 하면 요즘은 치매를 떠올린다고 한다. 치매는 뇌신경이 파괴됨으로써 기억, 인지 능력 등 정신 기능 전반에 걸쳐 장애가 오는 것이다. 뇌 신경세포들은 시냅스로 연결되어 있는데 나이가 들어가면서 이 신경망들이 점차 파괴된다. 이것을 막기 위해 영양소와 산소를 충분히 공급해 혈류량을 늘려주면 뇌신경의 연결망들이 다시 생성된다는 보고가 있다.* 1998년 미국 솔크연구소의 프레드 게이지 교수 연구팀은 성인의 뇌 특정 부분에서 수는 적지만 계속해서 새로운 신경세포가 만들어지고 있다는 사실을 처음으로 밝혔다. 보고에 따르면 "이전까지는 나이가 들수록 뇌의 신경세포가 감소한다고 생각했으나, 운동을 꾸준히 하면 해마 부위에서 새로운 신경세포가 생겨날 뿐 아니라 늙은 신경세포 간에 새로운 연결망이 만들어지고, 뇌로 가는 혈류량을 증가시켜 뇌 세포에 더 많은 영양과 산소를 공급함으로써 뇌 기능이 향상되는 것으로 연구팀은 보고하고 있다. 또한 뇌 신경망을 만드는 '뇌 유리 신경 성장 인자(BDNF : Brain Derived Neurotropic Factor)' 생성도 증가시켜 뇌의 지적 능력이 더 향상된다고 한다".

---

* 〈기억을 만드는 해마〉《브레인》Vol. 30(브레인 미디어. 2015. 3. 8). 1998년 미국 솔크연구소의 프레드 게이지 교수 연구팀의 보고서.

이 연구팀은 혈류량을 증가시켜 뇌세포에 더 많은 영양과 산소를 공급하는 방법으로 꾸준한 운동을 언급하고 있다. 그러나 과연 운동만으로 소기의 성과를 거둘 수 있을지 의문이 든다. 첫째 중심축의 에너지를 척수를 통하여 지속적으로 활발하게 뇌에 공급할 때 비로소 영양과 산소와 더불어 혈류량이 늘 것이기 때문이다. 운동은 여기에 기름을 부어 더욱 활성화하는 작용을 할 것이다. 그런데 더 효과적으로 에너지를 끌어올려주는 방법이 바로 자기력이 강한 곳에 가서 마그네틱 채널을 통해 에너지를 충전받는 일이다. 온몸에 도는 따스한 온기로 효과가 입증되며 몸이 날듯이 가벼워지는 느낌으로도 알 수 있다. 적당한 음식을 섭취하면서 이를 반복한다면 뇌의 신경망이 왕성하게 활동하면서 새로운 세포가 만들어질 것이다. 이렇게 된다면 치매는 기우에 불과하게 될 것이다. 그러므로 자기력의 첫째 중심축에 에너지를 저장하는 것은 불행한 노화를 예방하는 데 필수적인 활동이라 할 것이다.

그렇다면 이제, 어디서 어떻게 셋째 중심축을 활성화시킬 수 있는지를 보자. 필자가 볼 때 첫째 중심축에 유익한 곳이 가장 많고 다음으로 둘째 중심축에 유익한 곳이 많다. 셋째 중심축에 좋은 자기력이 형성되어 있는 곳은 별로 많지가 않다. 다만 첫째 중심축에 좋은 강한 자기력이 있는 곳은 셋째 중심축에도 좋은 영향을 미친다. 그리고 무엇보다 중요한 것은 첫째 중심축이 강화되어 있지 않으면 셋째 중심축에 별로 도움이 안 된다. 다만 한 가지, 두통이 심하거나 스트레스로 머리가 아플 때는 셋째 중심축에 좋은 자기력은 상당한 도움이 된다. 그런 경우가 아니라면 우선은 첫째 중심축을 강화하는 데 모든 노력을 경주해야 할 것이다. 첫째 중심축에 에너지가 비축되지 않았다면 셋째 중심축에도 도움이 안 된다는 것을 반드시 명심해야 한다. 그러기 위해서는 우선 적당한 음식을 섭취하고 첫째 중심축에 강한 자기력을 찾아가는 것이 필수적이다. 질병을 치유하고 첫째 중심축에 에너지를 비축할 수 있기 때문이다. 그런 다음에 가도 좋은 곳이 셋째 중심축에 좋은 강한 자기력이 있는 장소이다.

셋째 중심축에 좋은 자기력 찾기

이제 셋째 중심축에 좋은 강한 자기력이 어디에 분포되어 있는지 찾아보기로 하자. 우선 서울 지역 산으로는 망우산이 있는데 이상하게 우뇌에 좋은 곳이 있어서 확인해보니 오래된 소나무가 잘 가꾸어진 장소였다. 마천동 천마산은 입구의 천마근린공원이라는 석재 표지판 앞이 자기력이 정말 강한 곳이다. 몸에 좋은 강한 자기력을 찾다보면 어떨 때는 황당한 장소와 맞닥뜨리기도 한다. 지도를 보고 강원도에서 강한 자기력을 찾아갔는데 다리 아래 하천이었고 마침 가뭄으로 물이 말라 있어서 다리 밑에서 앉아 있던 경우도 있었다. 머리 위 다리에서는 자동차가 지나가고 사람들은 궁금한 얼굴로 내려다보는 웃지 못할 광경을 빚어냈었다. 또한 물이 빠진 저수지에서 척추와 자궁에 아주 좋은 자기력을 만나 진흙처럼 발이 빠지는 곳에서도 머물렀다. 박물관이나 전시장에서도 강한 자기력을 만나는 경우가 있는데 작품 감상을 하는 양 서 있기도 했었다.

사찰을 보면, 종로 조계사, 은평구 삼천사, 용산구 보광사, 성북구 경국사가 다 좋다. 경기도 사찰의 경우, 남양주 백천사, 여주 홍왕사, 신륵사가 아주 좋으며 양주 석굴암, 부평 길상사, 보문사, 연수구 청학사, 봉경사, 동구 향적사, 남구 월천사가 아주 좋다. 관광명소로는 파주 벽초지문화수목원이 자기력이 아주 강하며 오산은 물향기 수목원이 좋다.

강원도 지역 산을 보면 원주 치악산은 비로봉2가 아주 자기력이 강하며 홍천 아미산은 와둔지가 자기력이 강하다. 강릉 제왕산은 제왕산 정상과 대관령박물관이 아주 좋다. 홍천 운무산은 구목령과 삼계봉이 아주 자기력이 강하다. 평창 대관령은 눈꽃축제 하는 장소가 자기력이 아주 강하고 좋다. 사찰의 경우, 평창 월정사와 적멸보궁이, 원주 동화사가 자기력이 강하다. 계곡으로는 평창 뇌운계곡, 양양 어성전계곡, 고성 도원리계곡, 화천 삼일계곡, 속초 천불동계곡, 인제 수렴동계곡, 진동계곡, 영월 내리계곡, 김삿갓계곡이 아주 자기력이 강하다. 관광지로는 강릉 오죽헌이 좋다. 이상하게도 김삿갓이라는 명칭이 붙은 곳이 강원도 이외 지역에도 있는데 그런 곳은 어김없이 뇌 쪽에 좋은 에너지가 있다. 옛사람들이 무언가 알고 이름을 짓지 않았나 한다.

다음 충청도 지역으로 가면, 충남 계룡산은 삼불봉, 금수봉이 모두 자기력이 강하다. 예산 봉수산은 삼거리 갈림길이 좋다. 금오산은 육각정이 있는 금오산 정상이 아주 자기력이 강하다. 서천 월명산은 옥녀봉 중청대피소가 좋으며 삼녀봉도 아주 자기력이 강하다. 천안으로 가면 무학산은 산 정상이 자기력이 강하며 공주 관음산은 가리울삼거리가 아주 좋다. 청양 비봉산은 정상이 자기력이 강하다. 사찰로는 동학사, 특히 대로변 입구가 아주 좋다. 서산 일락사와 동절이 좋으며 보령 백옥사, 공주 갑사와 신원사 두 장소 모두 주차장 쪽도 자기력이 아주 강하다. 이외에도 마곡사, 수덕사가 자기력이 아주 강하다. 청양은 갓골계곡과 돌머루골계곡이 자기력이 강하다. 충북으로 가면 증평 좌구산, 음성 수정산, 제천 구학산, 음성 원통산이 좋다. 충주로 가면 석종사, 법주사 원통보전이 자기력이 아주 강하다. 계곡으로는 괴산 지역에 자기력이 아주 강한 곳이 많다. 화양계곡, 화양구곡, 쌍곡구곡, 사담계곡, 첨성대계곡이 모두 자기력이 강하다. 충주는 수룡폭포가 좋다. 관광지로는 서천 춘장대해수욕장이 자기력이 아주 강하며 서산 서산마애삼존불 앞도 아주 강하며 태안 자연휴양림, 충주 문성자연휴양림도 아주 강하다.

전라도 지역으로 가면 앞에서도 언급했지만 전국에서 셋째 중심축에 좋은 강한 자기력이 아주 많이 분포되어 있다. 정읍 내장산은 근처에 있는 재령봉이 아주 좋다. 순창 채계산은 웅터가 자기력이 아주 강하다. 또한 강천산은 강천사 경내를 비롯해 자기력이 강한 곳이 아주 많으니 신선봉, 형제봉, 산성구동이 모두 강하다. 무주 덕유산은 향적봉이 아주 강하며 변산 월명암, 고창 선운사는 경내가 그리고 장수는 봉화산 정상이 아주 자기력이 강하다. 광주 광산구 화방산은 셋째 중심축에 아주 강한 장소가 있는데 지도상에 안내 지명이 전혀 나와 있지 않아 소개를 못하는 것이 안타깝다. 이외에도 용진산 병풍산, 말미산, 망산, 황새봉, 삼각산, 가암산이 모두 뇌에 좋은 에너지를 가지고 있다. 반면 여기에는 수맥이 강한 곳도 함께 있으니 주의를 요한다. 안내 지도가 있다면 정확히 지목할 수 있는데 그렇지 못하니 안타깝다. 이외에도 서구 집봉산, 남구 옥녀봉, 등용산 치마봉이 좋으나 대체로 광주 지역 산은 강한 수맥도 함께 있으니 조심해야 할 것 같다. 사찰로는 고창 선운사, 정읍 내장사, 명암사, 부안 내소사, 김제 금산사, 완주 위봉사, 보광명전 송학사, 익산 석불사, 무주 신불사가 좋다. 계곡으로는 남원 뱀사골계곡, 달궁계곡, 점골계곡이 모두 뇌에도 좋은 강한 자기력이 있다. 진안은 운일암반일암이, 부안은 수락폭포, 실상사계곡이 그리고 순창은 강천산계곡, 운항골계곡이, 고창은 도솔계곡이, 완주는 운장산계곡, 양지골계곡이 장수는 토옥동계곡이 모두 자기력이 강한 귀중한 곳이다.

관광지로는 김제 벽골제가 자기력이 아주 강하다. 필자가 대학에서 머리 아픈 일이 생기면 셋째 중심축에 좋은 음식을 섭취하고 난 다음 뇌에 좋은 자리를 찾아 한 시간 정도 앉아 있으면 씻은 듯이 머리가 개운해져서 퇴근하곤 했던 곳이다. 정말 강한 자기력의 효능은 경험을 해보면 모두가 인정할 수밖에 없는 신비로운 자연의 혜택임을 알 수 있다. 전남 지역으로 가면 영암 월출산은 출발점인 경포대지구와 동천문 그리고 천왕봉 정상이 아주 자기력이 강하다. 고흥 팔영산은 탑재가 좋으며 진도 동석산은 작은 애기봉과 세방낙조 휴게소와 세방낙조 전망대가 아주 자기력이 강하나 수맥도 함께 있으니 역시 주의를 요한다. 여수 금오산은 임포가 아주 자기력이 강하며 신안 독칠산은 삿갓재가, 보성 오봉산은 용추폭포가 아주 자기력이 강하며 곰재는 철쭉군락지가, 화순 백아산은 새번지능선이 자기력이 강하다. 장성 입암산은 갓바위, 나주 금성산은 오두재가 좋다. 무안 승달산은 매봉이 아주 좋다. 화순 화학산은 등산 코스 초입에 있는 청룡리가 아주 자기력이 강하다. 진도 금골산은 산의 정상이 아주 자기력이 강하다. 사찰로는 송광사, 화순 운주사, 만연사, 순천 선암사, 구례 화엄사, 원통사, 보성 대원사, 영암 도갑사, 강진 백련사, 해남 미황사 대웅전, 담양 용흥사, 목포 길상사, 순천 정혜사, 송광사 불일암, 동화사, 장흥 천관사, 장성 백양사 대웅전이 자기력이 아주 강하다. 계곡으로는 담양 가마골계곡, 고흥 윗골계곡, 순천 도둑골계곡이 있다. 관광지로는 여수 거문도가 아주 좋다.

경상도 지역으로 가면 경주 남산의 통일전이 좋다. 김천 황악산은 백두대간도 아주 좋은데 거기에 걸쳐 있는 백운봉, 운수봉의 자기력이 아주 강하다. 특이한 점은 두 봉우리가 우뇌에 특히 좋은 에너지가 있는 곳이다. 이런 장소는 정말 흔하지 않아 한번 꼭 가보고 싶다. 첫째 중심축을 소개할 때도 언급했지만, 장소를 소개할 때 특정 장소에 자기력이 아주 강하더라도 근처에 수맥이 있으면 될수록 제외했으나 그럼에도 불구하고 특정 에너지가 강해 이를 소개할 때는 주의 사항을 함께 적어두었다. 행여 수맥이 흐르는 곳에 가 있을 수도 있기 때문이다. 광주 지역에도 그런 산이 있는데, 셋째 중심축에 아주 좋은 에너지가 있으나 수맥 또한 강해서 함께 언급했다. 그럼에도 불구하고 명기한 까닭은 혹시 독자 여러분이 첫째 중심축에 에너지가 많이 저장되면 저절로 수맥과 좋은 자기력을 구별할 수가 있어서 그때 도움이 될까 해서다. 이 책에 명기한 곳에 가서 수맥이 있는 곳인가 아닌가를 가려보는 것도 훌륭한 학습법이다. 계속해서 자기력이 강한 곳을 소개하기로 하자.

봉화군 옥석산은 박달령 백병리가 아주 자기력이 강하며 청량산은 구름다리인 산악현수교량이 자기력이 아주 강하나 수맥 기운도 강하므로 이를 구분할 수 있을 때 가보는 것도 좋다. 구룡산은 곰넘이재와 정상 그리고 550년 된 철쭉나무 앞이 자기력이 아주 강하며 옥돌봉도 좋다. 영덕군 칠보산은 자연휴양림이 아주 좋다. 산에는 분명히 좋은 곳이 있는데 상세 지도를 찾지 못해 확실한 지명을 밝힐 수 없어 안타깝다. 밀양 운문산은 원서리와 석골사가 자기력이 아주 강하다. 경주 토함산은 정상이 자기력이 아주 강하며 문경 백화산은 이화령이 강하고 조항산은 갓바위재가 강하다. 상주 청계산은 투구봉이 자기력이 강하며 석굴암도 아주 좋다. 사찰로는 예천 용문사, 봉화 청량사 유기보전, 영천 만불사, 경산 표충사가 자기력이 강하다. 계곡으로는 청송 주왕산주왕계곡, 고령 상바리계곡이 좋다.

관광명소로는 문경 선유동계곡, 울진 덕구온천, 경주 경주버드파크, 울진 엑스포공원, 상주 옥동서원, 경천대관광지, 경주 허브랜드가 좋다. 경남의 산으로는 지리산, 양산 천태산은 꿈바위, 천태호, 천태공원 그리고 천태산 정상이 모두 자기력이 아주 강하다. 특히 천태산 정상은 필자도 반드시 가보고 싶은 곳이다. 거창 오도산은 오도재와 미녀봉, 시리봉이 아주 자기력이 강하다. 수도산은 양각산을 지나 암릉구간을 거쳐 시로봉, 서봉(신선봉) 그리고 동봉에 이르기까지 자기력이 아주 강하다. 창원 광려산은 삿갓봉과 광려산 정상이 좋으며 양산 토곡산은 토곡산이라고 쓴 돌 안내판(해발 855미터라고도 적혀 있으며 방향 표지판도 함께 있는) 앞과 해발 855미터(밑에 내화마을 3.2킬로미터라고 표시돼 있다)라고 적혀 있는 양철 간판이 서 있는 곳도 자기력이 아주 강하다. 통영 벽방산은 의상봉과 안정재가 자기력이 아주 강하며 망운산은 주봉이 강하다. 밀양 향로산은 선리마을이 자기력이 아주 강한데 나머지 등산로나 향로산 자체가 모두 수맥이 흐르는 장소인 점이 특이하다. 밀양 구만산은 구만산 정상이 아주 자기력이 강하다. 양산 정족산은 산 정상이 특히 자기력이 강하다. 이 글을 준비하면서 지도에 나온 이름을 스크린하면서 체크하는데 아주 놀라운 일이 일어났다. 산청군 집현산에 우뇌에 아주 좋은 강한 자기력이 흐르는데 똑같은 이름의 집현산이 진주에도 있었다. 한데 이 산은 좌뇌에 좋은 자기력이 흐르고 있었다. 정말 놀라워서 반드시 가서 정확한 장소를 찾아볼 생각이다. 다음 사찰로는 하동 쌍계사, 칠성사, 합천 해인사, 희랑대 백련암이 아주 좋으며 산청 내원사, 함안 마애사, 밀양 만어사가 좋다. 계곡으로는 함양 칠선계곡, 용추계곡, 한신계곡, 청계계곡, 산청 백운계곡, 대원사계곡, 김해 무척산천지폭포 등에 셋째 중심축에 좋은 자기력이 있다.

제주도에서는 조천이 자기력이 아주 강한 곳이나 근처에 수맥도 있으니 주의해야 한다.

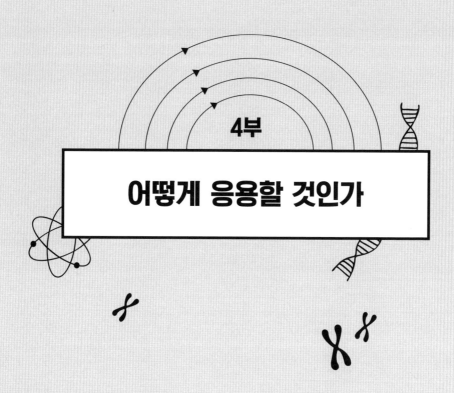

4부

어떻게 응용할 것인가

7장

초보자는 이렇게 하자

준비와 과정

현대는 초스피드 시대이다. 인터넷 등 통신기술의 발달로 세상 구석구석에서 벌어지는 일들이 실시간으로 생중계되는 시대이다. 뭐든 빨리빨리 초스피드로 돌아간다. 멀리 떨어져 있는 친구가 오늘 무얼 먹었는지도 소셜 네트워크를 통해서 금방 알 수 있다. 방송에서도 몇 분 만에 뚝딱 무언가 변화되는 것을 보여주어야 하고 무얼 먹으면 어디에 좋다는 정보도 열심히 송출하고 있다. 일리는 있다. 몸의 근육 등 외관의 경우 변화가 빠를 수 있고 음식도 좋은 것을 먹으니 적어도 해롭지는 않기 때문이다. 하지만 그런 식의 변화는 영구하지 않다는 데 문제가 있다. 말하자면 체질을 개선해 건강체가 되는 본질적인 문제로 들어가면 역시 고개를 갸웃거릴 수밖에 없다.

많은 시간과 노력이 요구되는 문제이기 때문이다. 음식으로 비유하자면 인스턴트식품이 아니라 슬로푸드여야 하기 때문이다.

필자가 제안하는 이 방식들은 쉽게 목적을 달성할 수 있는 지름길이 아니다. 안 된다 싶어 포기해버리는 지인도 있다. 그는 시디 방식대로 충분히 단백질을 섭취한 후 자기력이 강한 날인 지구와 태양과 달이 90도 각도에 놓이게 되는 반달이 뜨는 날, 강한 자기력이 방사되는 시점에 마그네틱 채널의 관문인 둘째 중심축을 열었는데도 말이다. 둘째 중심축에 있는 관문이 열릴 때는 사람마다 느낌이 다르지만 주로 머리 위 정수리가 시원해진다. 그런 체험까지 다 했지만 시간 날 때마다 정해진 시간에 3부에서 제시한 강한 자기력이 있는 장소에 가서 머물러 있지를 못했다. 적어도 한 시간 이상은 앉거나 서 있어야 느낌이 오기 시작하는데 그걸 못 참는 것이다. 인내심이 없다. 남는 시간에 골프는 쳐도 강한 자기력 속에서 가만히 머무르는 데 시간을 할애하는 데는 인색하다. 인내심 없이는 아무것도 얻지 못한다. 지나친 비만으로 인해 튀어나온 복부는 마그네틱 채널이 원활하지 못한 상태라 복대를 해야 할 정도로 냉하다고 느끼면서도 치유를 위한 노력은 하지 않는다. 대신 핑계를 만든다. 주 업무에 더 충실해야 하므로 어렵단다. 필자는 사람들을 지도하면서 수도 없이 그런 사람들을 만나왔다. 그러면서도 방송이나 소위 카더라 통신 같은 입소문에 따라 몸에 좋다는 것들은 물불 안 가리고 사서 먹는다. 품질은 전혀 의심하지 않는다. 그러니 몸속 장기들이 얼마나 힘들까. 주인을 잘못 만난 죄라고 해야 하나. 특히 몸의 마그네틱 채널

을 열고 에너지를 축적하려면 술은 안 마시는 게 좋다. 알코올 성분
은 이상하게도 마그네틱 채널에 교란을 가져오기 때문이다. 그런데
절대로 술을 안 마실 수는 없다면 그것도 고려해봐야 한다. 요 근래
에 새로운 연구 결과가 발표되었다.

> 이탈리아 밀라노대학 빈첸초 바그나르디 교수 등이 발표한 연구
> 결과에 따르면 하루 한 잔의 가벼운 음주에도 암 발생 위험이 구강
> 인두암 17퍼센트, 식도암 30퍼센트, 유방암 5퍼센트, 간암 8퍼센트,
> 대장암 7퍼센트가 증가한다고 한다. 미국 간호사 10만 명을 추적 관
> 찰한 연구에서도 일주일에 3~6잔의 음주에 유방암 발생 위험이 15
> 퍼센트나 높아진다는 결과가 나왔다.[*]

이런 연구 결과가 잇따라 보도되자 보건복지부에서도 암 예방
수칙을 10년 만에 처음 개정했다고 한다. '암 예방을 위해 하루 한두
잔의 소량 음주도 피하기'로 변경했다는 것이다.

한동안은 와인 한두 잔은 몸에 좋다는 등 약간의 술은 건강에 이
롭다는 이야기가 매스컴에서 흘러나오더니 이렇게 바뀐 것이다. 상
식은 언제든 정반대로 뒤집힐 수 있음을 잊지 말아야 한다. 사람들
에게 술을 왜 마시느냐고 물으면 알딸딸한 정신이 되는데 그게 좋단
다. 기분은 좋을지 모르나 몸의 세 중심축에 에너지를 축적하는 일

---

[*] Donga.com(2016년 3월 20일 검색).

과는 거리가 먼 것이다. 따라서 꼭 필요한 자리가 아니라면 술자리는 피하는 것이 좋은데 더욱이 술을 즐기는 정도라면 몸에 에너지를 축적하기는 어렵다고 봐도 된다. 술도 끊을 수 없고 강하고 좋은 자기력이 있는 곳에 가서 한두 시간 있기도 힘들다면 건강 악화는 물론이고 노화의 가속화는 피할 방법이 없다고 본다.

자기 자신의 몸을 어떻게 진정으로 사랑하며 보살펴주어야 할지를 모르는 탓이다. 몇 십 년 동안 몸을 쓰면서 부려만 먹었지 몸에 유익한 행동은 할 줄 모른다. 눈에 보이는 피부나 몸매 혹은 근육질을 만드는 일에는 열심이지만 눈에 안 보이나 오늘도 주인을 위해 열심히 연동 운동과 펌프 운동 그리고 순환 운동을 하고 있는 내부 장기들에는 소홀히 하고 있는 것이다. 이것은 마치 자기만족을 위한 방편으로만 자식을 위하면서도 이를 자식 사랑이라고 착각하는 것과 같다. 이런 부모들의 자식들은 얼마나 힘들까. 우리가 우리의 몸을 진정으로 위한다면 장기들의 비명에 귀 기울여 소리를 들을 수 있어야 한다. 이에 응해서 보호해주고 영양을 주고 연고도 발라주어야 하는데 그걸 안하는 것이다. 보호해주는 것은 한마디로 말해 절제하는 것이다. 또 영양을 주고 연고를 발라 보호해주는 일은 적합한 음식 섭취와 더불어 자기력이 강한 곳에 가서 충분히 에너지를 충전받아 장기들의 기를 살려주는 일이다. 이런저런 핑계를 만들기보다는 어떻게 해서든 자신의 몸을 사랑하고 관심을 기울이길 바란다.

자 이제 실전으로 들어가자. 일단, 나도 해봐야겠다고 마음을 굳혔다면 먼저 하루 날을 잡아보자. 처음에 시도하는 사람은 반드시 자기력이 강한 날을 찾아서 시작해야 한다. 지구를 중심으로 태양과 달이 90도 각도가 되는 상현달이나 하현달이 뜨는 날 낮에, 즉 한 달에 두 번 있는 반달이 떴을 때에 실시하는 것이 더 효과적이기 때문이다. 정확하게는 해안 지역에서 발행되는 달력에 무시나 조금으로 나와 있는 때이다. 그리고 각자 살고 있는 곳 혹은 머무르고 있는 장소에서 가장 가까운 지점을 찾아두어야 한다. 자기력이 강한 장소는 3부에서 도별로 정리해두었으니 인근의 적당한 장소를 일단 선택해 둔다. 될수록 둘째 중심축에 좋은 장소가 좋으나 가까운 데 있지 않아 여의치 않다면 첫째 중심축에 좋은 장소도 무방하다. 이곳에 있는 에너지는 중앙 마그네틱 채널을 활성화하는 데도 크게 도움이 되기 때문이다.

처음 시작하기 때문에 몸에 충분한 영양이 있어야 하므로 고단백 섭취가 필수다. 주로 육류를 먹어야 하는데 여의치 않다면 계란도 좋다. 이때 육류는 반찬 수준으로 먹는 것이 아니라 주 식단이 되도록 먹어야 한다. 스테이크나 구워 먹는 요리 어느 것이나 좋다. 고기 종류도 다 괜찮다고 할 수 있는데 만일 선택해야 한다면 오리고기, 소고기, 양고기, 돼지고기 순으로 선택하는 것이 좋다. 물론 지방이 많은 기름기는 제거하고 먹는 것이 좋겠다. 계란으로 정했다면 배불리 먹어야 하는데 개인마다 양이 다르므로 일단은 육류나 계란을 충분히 먹어두어야 한다. 음식은 자기력이 강한 장소에 가기 바로 전에 섭취하는 것이 좋다. 혹 소화에 문제가 있는 경우라도 크게 걱정 안 해도 된다. 자기장이 강한 곳에서는 소화가 별문제는 안 되기 때문이다.

앞에서 상세하게 소개해둔 장소에 가서 앉거나 서 있어야 하는데 처음 시작할 때는 앉는 것보다 서 있는 경우 반응을 더 잘 느낄 수 있다. 벤치 등 앉을 곳이 있으면 좋으나 그렇지 않을 경우에는 의자를 준비한다. 필자는 제자들과 함께 다닐 때 가벼운 낚시용 의자들을 가지고 가서 펴놓고 앉아 있었다. 함께 할 친구가 있으면 아주 이상적이다. 그러나 혼자 있어야 할 경우에 필자는 책이나 신문을 들고 가서 누가 오면 왜 저 사람은 혼자 앉아 있나 하고 이상하게 생각하므로 책이나 신문을 보는 척했었다. 자세는 앉아 있는 경우 될수록 손바닥을 자연스레 위로 가게 두고 내 몸에 어떤 변화가 오는가에 집중해보도록 한다. 동반자가 있으면 이야기하는 것도 좋으나 처음에는 되도록 자신에게 집중해보는 것이 좋다. 이때 다리가 스멀거리는 느낌이 든다든지 방귀가 나온다든지 머리 위가 서늘해질 것이다. 이는 마그네틱 채널이 활성화되었다는 것을 뜻하므로 그대로 느껴야 한다. 시간이 경과함에 따라 정수리가 시원해졌다면 둘째 중심축이 열렸다는 의미다. 그러나 못 느꼈다고 해도 걱정 안 해도 된다. 개인에 따라 차이가 아주 많기 때문이다. 예컨대 질병이 있거나 허약한 장기 어딘가에 자기력이 먼저 가기 때문에 늦어질 수가 있는 것이다, 느낌이 오는 데 걸리는 시간이 개인에 따라 차이가 크기 때문에 절대로 조급해할 필요는 없다. 경우에 따라서는 몇 날 며칠 만에 느끼기도 한다. 하고자 하는 시도 자체가 중요하고, 이미 시작했다면 자주 위와 같은 방식을 계속해보는 것이 좋다.

이미 앞에서 자기력이 강한 장소를 여러 군데 소개했으므로 다음에 시도할 때는 장소를 바꾸어보는 것도 좋다. 장소가 바뀌면 느낌도 다를 수 있는데 가장 느낌이 잘 오는 장소를 선택해서 집중적으로 가는 것을 권유한다. 머물러 있는 시간은 길수록 좋다. 필자는 아예 자기력이 강한 어느 사찰의 대웅전에서 밤을 새운 적도 있었다. 혹시 여러분들 가운데 열정이 대단해서 그렇게라도 해야겠다면 반드시 밤을 지새우는 동안 먹을 것을 준비해야 한다. 물론 말린 육포나 너트 종류 등 단백질이 좋다. 앞장에서 야영장도 좋은 곳을 많이 소개했는데 승용차 안에 있어도 좋다. 중요한 것은 하고자 하는 의지이다. 그런 의지가 없다면 참으로 힘들다는 것을 사람들을 만날 때마다 느낀다. 좋은 것을 공짜로 얻을 수는 없는 법이다. 부디 자신의 몸을 사랑하기를 진심으로 바라는 바이다.

자신의 몸 들여다보기

이렇게 내 몸의 건강을 위해서 굳은 결심으로 시작을 했다면 반드시 시간을 정해 '자신의 몸을 들여다보기'를 시작해야 한다. 하루 중 외부의 방해를 받지 않을 시간이 언제인가를 생각해서 정한 다음 항상 같은 시간과 공간에서 실행한다는 원칙을 유지해야 한다. 필자는 항상 아침에 일어나자마자 양치하고 바로 시작한다. 내 몸에 생체 리듬을 만들어주기 위한 것이므로 이 시간에는 자신에게 집중해야 한다. 시작해서 2주 정도가 지나면 여러분의 몸에 생체 리듬 아니 생체 시계가 형성되기 시작할 것이다. 주부라면 오전에 모두 나간 시간이 좋고 직장인이라면 퇴근 후가 좋을 것이다. 시간 제약이 없는 사람이라면 하루 중 가장 정신이 맑고 집중이 잘되는 시간을 정하라. 아침형이라면 아침이, 저녁형이라면 저녁이 좋을 것이다. 이렇게 시간을 정한 다음에는 장소를 정하는데 이것도 매일 일정해야 한다. 위치도 정해졌다면 의자에 앉아서 하는데 다리를 일직선으로 펴고 앉으려면 아래 사진처럼 다른 편에 의자 따위를 놓은 다음 다리를 얹는다. 신체를 구부리지 말아야 하기 때문이다. 만일 의자가 없다면 그냥 방바닥에 앉는 것도 좋으나 필자 경험으로는 의자에 앉는 편이 훨씬 부담이 덜하다. 허리를 곧게 펴고 앉아야 하기 때문이다.

이렇게 허리와 다리를 펴는 이유는 에너지가 흐르는 마그네틱 채널을 원활하게 해주기 위해서다. 그리고 손은 손바닥이 위에 오도

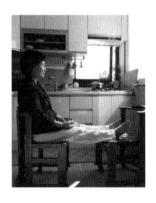

자신의 몸 들여다보기 자세 1

록 편안하게 자신의 몸 위에 얹어놓는다. 그리고 집중을 위해 눈을 감고 몸의 셋째 중심축인 뇌부터 쭉 느껴 내려가기 시작한다. 마치 건강검진을 위해 MRI로 온몸을 쭉 스크린하면서 내려가듯이 말이다. 둘째 중심축으로 내려오면 심장, 위, 비장, 췌장 그리고 간의 순서로 느껴보기 시작한다. 느끼는 방법은 심장이 있다고 생각되는 부위 혹은 비장이 있다고 생각되는 부위…… 이런 식으로 잠깐씩 집중해서 해당 부위에 생각을 머무르게 하는 것이다. 어떤 느낌이 왔는지를 체크한다. 다음 첫째 중심축으로 내려가면 명문과 대장, 소장, 생식기 순으로 잠깐씩 집중해서 잠깐 머물러본다. 그리고 다리 아래로 쭉 생각이 빠져나가도록 한다.

이때 걸리는 시간은 길 필요가 없다. 왜냐하면 일체의 망상이나 잡념이 배제된 채로 고도의 집중력을 발휘해야 하기 때문이다. 처음에는 아무것도 못 느끼기 십상이다. 만일 집중이 안 된다면 인체 내부가 보이는 사진이나 화면을 놓고 거기에 내 몸을 대입해서 생각을 해볼 수도 있다. 일반인이 비장이나 췌장의 위치를 알기는 어렵기 때문이다. 처음에 아무것도 못 느낀다고 해도 걱정할 필요는 없다. 누구나 그렇듯이 자연스러운 일이다. 그래도 의지를 가지고 하루 이틀 지속하다 보면 어느새 느낌이 오기 시작할 것이다. 사람 따라 다르지만 적어도 2주가 지나면 누구나 느낄 수 있다. 다만 반드시 정해진 시간과 공간을 지키는 것이 중요하다. 공간이 사정상 바뀔 수 있다면 시간이라도 엄수해야 한다. 그런 다음에는 관련 내용을 기록해둔다. 아무것도 못 느끼면 못 느낀 대로 기록한다. 자신의 작업에 대

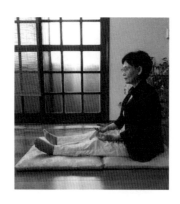

자신의 몸 들여다보기 자세 2

한 일종의 추인 작업이다. 자신과 맺은 약속을 이행했음을 스스로에게 보여주는 확인 작업인 것이다. 필자는 교양강의로 '인체와 우주'라는 강의를 할 때 한 달간 이렇게 자신의 몸 들여다보기를 해서 느낌을 기록해 제출하라는 숙제를 냈다. 어린 학생들이니 처음에는 학점상 불이익을 받을까봐 열심히 시작했지만 많은 학생들은 한 달이 끝나갈 즈음에는 이후에도 계속해야겠다는 이야기를 했다. 그만큼 보람이 있었던 것이다. 자신의 몸을 그토록 집중해서 들여다본 적이 없었다는 것이다. 뜻밖에 보람 있어 하는 학생들을 보면서 나도 정말 기분이 좋았다.

자신의 몸을 들여다보면, 몸이 안 좋은 부위에서 냉기가 느껴지게 된다. 독자 여러분도 '자신의 몸 들여다보기'에 익숙해진다면 점차로 그런 느낌들이 올 것이다. 처음에는 아무런 느낌이 없거나 간혹 여기저기 느껴지겠지만 점차 몸의 마그네틱 채널의 작용이 왕성해짐을 느낄 것이다. 또 몸속 장기들의 냉기 정도를 가늠할 수 있을 것이다. 물론 이런 느낌이 온다는 것은 평소에 합당한 음식을 섭취하고 강한 자기력이 있는 장소를 아주 열심히 다닌 결과로서, 첫째 중심축에 에너지가 저장되었다는 의미이다. 이런 증세들을 미리 느끼고 장기들을 보호해주는 일이야말로 평소 내 몸의 건강을 스스로 책임지고 질병을 예방하는 최상의 방법이다. 그러니 이 시디 방식이 얼마나 효용성이 있는지 독자 여러분들도 몸소 체험을 해보면 확실히 알 수 있을 것이다.

몸의 중심축에서 반응을 느낄 때

처음 시작해서 하루도 빠짐없이 잘해나갈 경우 2주가 지나면서 점차 자신의 몸을 들여다보는 일에 익숙해지게 될 것이다. 그래도 완전히 자리 잡는 데 시간이 더 걸리기 때문에 정성을 놓으면 안 된다. 그러다 보면 언젠가는 강한 자기력이 있는 장소에 갔을 때 몸의 중심축에서 느낌이 오기 시작할 것이다. 머리 위에서 뭔가 꾸물거리는 느낌, 다리에 뭔가 스멀거리는 느낌, 손과 발이 아주 따스해지는 느낌 또는 배가 따스해지는 느낌, 몸이 날아갈 듯이 가벼운 느낌 등이 올 것이다. 개인마다 차이가 있지만 이중 가장 바람직한 것이 배가 따스해지는 느낌과 손발이 따스해지는 느낌이다. 머리에 뭔가 꾸물거리는 느낌은 주로 셋째 중심축에 좋은 자기력을 쬐었을 때 오는 반응이기도 하나 첫째 중심축에 에너지가 덜 충전되었을 경우에도 머리 위로만 느낌이 오게 된다. 이런 경우 이미 마그네틱 채널은 열린 상태이므로 더 많은 고단백 식품을 섭취하고 지속적으로 자기력이 있는 곳에 가야 한다. 특히 이럴 때는 첫째 중심축에 좋은 자기력이 있는 곳에 가는 것이 좋다. 기초공사가 튼실해야 집이 견고하게 서 있듯이 무엇보다 첫째 중심축을 튼실하게 해야 하기 때문이다. 다리에 뭔가 스멀거리면서 기어 올라오는 느낌은 주로 성 에너지가 강한 자기력을 받을 때 오는 반응인데 이미 마그네틱 채널이 열려 있기 때문에 가능한 일이다. 이럴 때는 자신감을 가지고 지속적으로 앞에서 소개한 여러 장소에 가보면서 특별히 느낌이 강한 곳을 발견했다면 그곳을 집중적으로 가보는 것이 좋다.

다음으로 손과 발이 따스해지는 느낌은 주로 첫째 중심축에 좋은 자기력이 강한 곳에서 얻는다. 이런 경우에도 몸의 마그네틱 채널에 문제가 없고 순환이 아주 원활하다는 것을 의미한다. 아주 이상적이다. 배가 따스해지는 느낌은 첫째 중심축에 에너지가 저장되고 있을 때 생긴다. 이 따스함이 정말 기분 좋게 와닿으면 자기력이 강한 곳에 가는 일이 즐거워지기 시작한다. 이때부터는 의무가 아니라 즐기면서 자기력이 있는 곳을 찾기 때문에 더 정성을 기울이게 되고 몸 여기저기서 신비한 느낌이 들 것이다. 예컨대 몸 구석구석에서 신호를 느끼게 된다. 발바닥이 꿈틀거리는 느낌 혹은 손발이 아주 따스해지는 느낌 같은 체험이 반복되면 혈색이 좋아지며 피부도 윤택하게 된다. 몸은 날듯이 가벼워지게 되어 등산, 골프, 조깅 등으로 느끼지 못했던 만족감이 차오를 것이다. 이때부터는 자기력이 있는 장소에 갔다 올 적마다 무엇보다 몸이 날아갈 듯이 가벼워지게 되니 더욱더 이런 곳을 찾게 된다. 그러나 이 단계에 왔다고 방심해서 주기적으로 자기력이 강한 곳에 가는 일을 게을리하면 다시 원위치로 퇴보하게 된다는 것을 명심해야 한다. 시간 나는 대로 항상 정해놓고 되풀이하는 것이 무엇보다 중요하다. 요즈음 주말이면 등산을 즐기는 분들이 많은데 등산의 효과는 길게 잡아야 일주일이다. 하지만 자기력이 강한 곳에서 에너지 충전받는 일을 거듭하다 보면 몸의 중심축에 에너지가 저장되며 안 좋은 장기는 도움도 받게 되니 이 방법이야말로 건강을 지키고 질병도 예방하는 일석이조의 효과를 영구히 누리는 것이다.

첫째 중심축에 에너지가 많이 축적되면 척수를 통해 뇌로 올라가서 치매를 예방하고 우뇌의 작용이 활발하게 된다. 뿐만 아니라 신진대사가 왕성해 마그네틱 채널 기능도 활발해져 노인의 특성인 오감의 느린 반응도 보이지 않을 것이며 판단력도 젊은 시절과 비슷한 수준일 것이다. 또한 영양 공급 덕에 관절의 고통도 느끼지 않을 것이다. 거듭 말하지만 이 모든 활동은 젊을 때부터 하는 것이 이상적이지만 중장년, 노인들도 충분히 효과를 볼 수 있다. 여가를 보내는 가장 좋은 방법은 바로 강한 자기력이 있는 곳으로 소풍을 가듯 나들이하는 게 아닐까 한다. 지인들이나 가족들과 대화하면서 좋은 장소에 머무르면 정말 흐뭇할 것이다. 요즘은 가뭄이 심해서 계곡에 물이 말라 있는데 그동안 물 때문에 못 들어갔던 곳들을 자유롭게 들어갈 수 있어서 그런 점에서도 아주 좋은 시기이다.

몸에 질병이 있을 경우에 강한 자기력을 받으면 치유에 집중하게 된다. 예컨대 위장에 문제가 있어서 늘 소화가 안 되거나 심장에 문제가 있거나 비장이나 췌장에 문제가 있다면 둘째 중심축에 좋은 음식을 섭취하고 둘째 중심축에 좋은 강한 자기력이 있는 곳에 가도록 한다. 주기적으로 가되 특히 자기력이 강한 날인 상현달이나 하현달이 뜨는 날은 되도록 빠짐없이 그날 낮 시간에 가는 것이 좋다. 이때는 치유의 힘도 강해지기 때문이다. 이와 마찬가지로 자궁이나 생식기 혹은 대장 등에 문제가 있으면 첫째 중심축에 좋은 음식을 섭취한 후에 자기력이 강한 곳에 가는 것이 좋다. 머리가 자주 아픈 사람은 셋째 중심축에 좋은 자기력이 있는 곳에 가도 좋으나 첫째 중심축에 좋은 강한 자기력이 있는 곳에서도 머리가 시원해질 수 있다. 왜냐하면 첫째 중심축에 좋은 자기력이 아주 강한 곳은 대부분 중앙 마그네틱 채널을 활성화하는 강한 에너지가 있는 경우가 많기 때문이다. 머리를 짓누르는 스트레스가 확 풀리는 체험을 하게 될 것이다.

이렇게 어느 정도 치유가 되고 첫째 중심축인 배와 명문 부위도 따듯해지는 에너지 축적에 들어갔다면 다음에는 어떤 일이 일어날까. 일단 배를 마치 담요로 둘러싼 듯한 느낌이 오기 시작하면 에너지는 척수를 타고 뇌로 올라가게 된다. 그러니까 셋째 중심축에 있는 모든 기능이 활발해지기 시작하는 것이다. 치매와 관련 있는 뇌의 해마 그리고 좌뇌, 우뇌를 비롯해 뇌하수체와 간뇌 등이 호르몬에 명령을 내리는 기능, 송과체가 작동하는 기능이 활발해진다. 이렇게 되면 감성이 발달하고 인식 능력도 고양되며 영성이 발달해 창의적인 아이디어가 나오게 되므로 자연히 치매나 불면증 등의 고통은 일어나지 않으며 마침내 우리 인간이 가진 어마어마한 능력이 계발되는 단계로 나아가게 된다. 요컨대 우리가 자신을 어떻게 계발하느냐에 따라 인간이 누릴 수 있는 최상의 능력을 꽃피울 수 있는 것이다. 이것은 바로 몸의 세 중심축에 얼마나 많은 에너지를 저장하느냐에 달려 있다는 것을 다시 한번 말해둔다.

8장

건강 노화는 젊을 때부터 준비하자

건강을 유지하는 일상생활

생체 리듬 만들기

사람의 습관은 정말 중요하다. 습관이 강해져서 도저히 제어할 수 없게 되면 우리는 그것을 중독이라고 부른다. 일 중독, 알코올 중독, 마약 중독, 도박 중독, 게임 중독 등등 헤아릴 수 없이 많은 중독이 있다. 중독이란 말은 보통 좋지 않은 경우에 쓰인다. 국립국어원 표준국어대사전에 보면 중독이란 "생체가 음식물이나 약물의 독성에 의하여 기능장애를 일으키는 일 혹은 술이나 마약 등을 지나치게 복용한 결과, 그것 없이는 견디지 못하는 상태 혹은 어떤 사상이나 사물에 젖어버려 정상적으로 사물을 판단할 수 없는 상태"라고 한다. 첫째 경우처럼 화학적인 작용에 의한 중독이 아니라면 필자가 이야기하는 것은 둘째와 셋째에 해당된다. 둘째는 몸의 중독증을 말하며 셋째는 정신의 중독증을 의미하는데, 그렇다면 우리는 어떻게 중독에 이르는가. 사람은 삼시 세끼를 먹어야 하고 일정한 시간에 잠을 자야 한다. 정상 상태인 우리 몸은 때가 되면 배꼽시계가 신호를 보내오고 시간에 맞추어 졸음도 오는데 이런 생물학적 시계는 사람뿐 아니라 살아 있는 동식물은 모두 가지고 있다. 예컨대 바닷가에 사는 조류들의 먹거리는 바닷물이 나가는 간조 때만 구할 수 있으므로 그들은 정확하게 간조 시각에 맞추어 먹이를 찾아 먹는다고 한다. 정말 놀라운 일이다. 살아 있는 존재의 이러한 생물학적 시계는 몸에 고유의 생체 리듬으로 자리 잡고 있어 환경에 맞추어 형성되게 되어 있는 것이다.

인간은 다른 동물들과는 달리 환경 요인에 의지력을 더한다면 얼마든지 생체 리듬을 변화시킬 수 있다. 그런 예는 일상생활에서 얼마든지 찾을 수 있다. 얼마 전 하루에 한 끼 식사 열풍이 일본을 중심으로 일어나 한국에도 소개된 적이 있다. 하루에 삼시 세끼를 먹어야 하는데 끼니의 리듬 주기를 변경한 것이다. 몸의 리듬을 바꾸어야 하는 일이니 당연히 힘들지만 약 2주 정도만 인내를 가지고 지속한다면 우리 몸은 새 리듬에 순응할 수 있게 된다. 다이어트도 마찬가지다. 우리 몸은 일정 몸무게를 유지하려는 리듬 감각이 있다고 한다. 그런데 살을 빼야겠다고 다이어트를 하면 처음에 몸은 계속해서 원래 상태로 돌아가려는 속성 때문에 조금만 게을리하면 바로 원래 상태로 돌아가게 된다. 그러나 2주일 정도만 인내한다면 이것이 원래 상태로 입력되어 안정을 되찾게 된다는 것이다. 마의 2주일이라고 할 수 있다. 이는 우리 몸의 생체 리듬을 어떻게 조절하는가에 달려 있는데 여기에는 육체와 정신의 요소가 함께 관여해야 한다. 무언가에 중독된 사람들은 생체 리듬이 이미 그렇게 입력돼 있어 거기서 벗어나기가 어렵고 중단하면 금단현상이 나타나서 고통스러워하는 것이다. 담배 끊기도 너무나 어렵고, 도박 중독자의 손을 절단하니 발로 하더라는 일화를 보더라도 중독에서 헤어나기가 얼마나 어려운지 알 수 있다. 한마디로 생체 리듬이 인생을 좌우하는 것이다. 필자가 매일 산책하는 길에 마주치는 몸 반쪽이 불편한 독거노인은 불편한 몸으로 넓은 밭을 혼자 다 일구고 있었다. 물론 몸이 자유롭지 못하니 주저앉은 채로 씨를 뿌리고 비닐도 덮고 풀도 뽑으며 마늘도 수확해낸다. 그녀를 볼 때마다 참으로 기적을 보는 느낌이 든다. 혼자 몸 가누기도 힘든데 어떻게 저런 일을 다 해낼 수 있을까. 그녀의 생체 리듬은 오로지 밭에서 일하는 것으로 고정된 듯하다.

우리 몸의 생체 리듬은 이와 같이 우리 의지에 따라 달리 형성될 수 있다. 우리 몸의 주인은 우리 자신이기 때문이다. 어릴 때 식성이 평생을 좌우한다고 한다. 그것을 옛사람들은 고향의 맛이라고 했으며 지금처럼 고향의 개념이 희박한 시대는 엄마의 손맛이라고 부르는 듯하다. 습관이란 이렇게 우리 몸에 일정한 리듬으로 형성된 것이다. 좋은 습관을 만들어서 나의 생체 리듬으로 만든다면 얼마나 좋겠는가. 그렇다. 얼마든지 가능한 일이다. 지금부터 건강한 삶을 유지하기 위해 나름의 생체 리듬을 만들어보자.

일상생활에서 우리 의식이나 마음은 외부로만 향하는 경향이 있다. 눈과 귀 그리고 마음과 정신이 자신이 아닌 타인을 비롯한 외부 세계에 기울어 있을 때가 많다. 그러다가 생리적인 문제가 있을 때나 몸이 아플 때 비로소 자신의 몸에 관심을 기울인다. 물론 우리가 살아가면서 일을 할 때나 사회생활을 할 때 또 사람들과 관계를 맺을 때 자신의 존재성은 뚜렷이 인식하면서 지내고 있을 것이다. 그러나 내 몸, 자신의 귀한 몸의 소리에 얼마나 귀를 기울이며 들어주고 보살펴주는가를 생각해볼 필요가 있다. 일이 끝난 저녁이면 피곤하다 느끼면서도 정작 내 몸 어디가 어떻게 상했는지는 좀처럼 생각하려 들지 않는다. 그저 피곤하니 잠을 자야겠구나 생각하거나 피로회복제 몇 알 삼키고 만다. 심지어는 정신과 육신의 스트레스를 잊기 위해 술에 의지하기도 한다.

현대인들은 이렇게 자기 몸에 너무나 무심하지만, 사실 몸에 대한 깊은 관심과 통찰력을 요구하는 수련 방식은 이미 오래된 고전에 나와 있다. 기원전 6세기경 남방불교에서 시작되었으며 한국에는 1990년 말경에 들어와 알려지게 된 위파사나vipasana 수행법이다. 특히 미얀마를 중심으로 널리 퍼지고 있는데 이 방법은 몸과 느낌, 마음 등을 집중해서 무언가를 알아차려야 할 대상으로 본다. 주로 호흡이나 동작에 마음과 의식을 집중해서 의심이나 욕심 등 내면에서 일어나는 탐욕스러운 마음이나 화내는 마음, 어리석음을 잠재우려한다. 요컨대 마음이나 의식을 정화하고 망상이 일어나지 않게 하기위해 몸에 집중하는 것이라고 볼 수 있다. 어쨌거나 우리의 관심을 몸 자체에 둔다는 것은 획기적인 방법이라 할 수 있다. 그런데 이 방식으로 설정된 목표에 도달하려면 항상 몸의 움직임에 집중하는 습관을 들여야 한다. 그렇지만 일정 기간 센터에 가서 머무르면서 체험하는 것만으로는 몸의 리듬을 형성하기가 어렵다. 보통, 사람들은 아예 미얀마를 가거나 아니면 한국 내에서 행하는 템플스테이를 체험하고는 자신이 치유되었다고 생각한다. 며칠 혹은 몇 주 동안에 쌓였던 스트레스를 털어버리고 마음을 비웠다는 데서 오는 위안이다. 그러나 얼마 지나지 않아 절로 느낄 것이다. 또 시작되는구나. 이 지독한 스트레스와 몸 여기저기에서 내지르는 비명을 들으며 치유 효과가 다 떨어졌음을 느낀다. 그렇다. 근본적인 치유를 하지 않으면 다람쥐 쳇바퀴 도는 고통스러운 삶의 번뇌를 멈출 길이 없는 것이다. 그렇다면 어떻게 해야 할까?

근본적인 치유에 나서려면 먼저 몸의 생체 리듬을 바꾸어야 한다. 하루 세끼 밥을 시간 맞추어 먹듯이 우리 몸에 새로운 리듬을 만들어주어야 한다. 그러기 위해서는 두 가지 요건을 반드시 갖추어야 한다. 첫째, 일정한 시각을 반드시 지켜주어야 하고 둘째, 어떤 공간이든 정해서 평소 습관을 하나 더 만들어야 한다. 마치 일정한 시간이 되면 배가 고프고 잠이 오듯이 일정한 시간이 되면 반드시 지정한 일을 해야 한다. 일정한 시간을 확보하면 공간은 별문제가 안 된다. 그런데 일정한 시간을 할애해서 새로운 습관을 들이며 유지하는 것이 그리 쉽지는 않다. 그렇지만 2주일만 견디어보면 서서히 몸에서 리듬감이 형성되고 한 달이 지나면 몸에 자리 잡히는 것을 확연히 느낄 수 있을 것이다.

예전에 필자는 저녁 석양만 되면 인간의 본원 그러니까 내 본래 자리가 어디인가 하는 화두를 들고 오랜 기간 좌선을 했다. 그런데 어느 날은 부엌에서 일을 해야 하는 상황이었다. 설거지를 하는데 내 마음과 몸의 상태가 앉아서 좌선하는 상태로 그대로 재현되는 것이었다. 너무 놀라웠다. 분명히 나는 서서 일을 하는데 몸과 마음이 여전히 단전에 집중되고 있었다. 물론 필자의 의지는 전혀 개입되지 않았는데 말이다. 인간의 몸은 주인이 어떻게 관리하느냐에 따라 얼마든지 달라질 수 있음을 그때 필자는 절감하게 되었다. 마치 조각가가 조각을 하듯이 얼마든지 새로운 나를 만들어낼 수 있는 이치가 아닐까 한다.

하나의 습관을 통해 형성된 몸의 리듬이 이렇게 새로운 나를 창출할 수 있다면 이제부터는 그 방법을 이야기해보자. 앞에서 우리는 늘 자신보다는 밖의 세계에 관심을 두는 데 더 익숙해져 있다는 이야기를 했다. 사람들이 나를 어떻게 볼까를 늘 신경 쓰는 체면 의식도 알고 보면 타인에게 내가 어떻게 보일까를 늘 염두에 두기 때문에 생긴다. 이것이 체면을 중시하는 동양의 유교사상에서 나온 것이라면 서양인들은 어떨까? 동양인 같은 체면 의식은 없겠지만 그렇다고 그들이 내면에 집중하는 것도 아니다. 필자가 말하는 바는 '몸의 흐름에 항상 유념하라'는 것이다. 아주 쉬운 예를 들어 설명해보자. 어느 날 산책하는데 왼쪽 다리가 뻐근하면서 마치 길게 신경을 타고 저려오는 것 같은 통증이 왔다. 왼쪽 엉치뼈 아래로 쭉 통증이 내려왔다. 걷기에 아주 불편했다. 며칠이나 지속되는 통증을 느끼며 열심히 원인을 찾아보기 시작한다. 왜 이럴까? 아마도 인간의 몸에 대한 이해가 미흡했던 예전의 나 같았으면 벌써 병원으로 달려갔겠지만 이제 전혀 다른 사람이 된 필자는 스스로 원인을 찾기 시작했다. 그러다가 닷새째 되는 날 알아냈다. 베개의 높이가 맞지 않기 때문이라는 것을. 베게는 너무 높거나 낮아도 문제가 생긴다. 누웠을 때 어깨 높이와 맞는 사이즈가 가장 적합한 것이다. 베개를 바꾸었더니 왼쪽 다리의 통증은 언제 그랬느냐는 듯이 사라져버렸다. 이러한 예는 일상생활에서 얼마든지 찾아볼 수 있다. 몸에 어떤 이상이 느껴지면 스스로 원인을 찾아보라. 이것이 자신에 집중하고 관심을 기울이는 첫째 단계의 예인 것이다.

다음 단계로 나아가자. 어느 날 한 학생이 얼굴색이 몹시 안 좋아서 어디가 아픈가 하고 이유를 물었다. 그랬더니 밤에 잠을 잘 못 잔다고 한다. 이상하게도 부모님이 계시는 여수 집에서는 잘 자는데 대학 근처에 있는 원룸에서는 잠을 설치고 꿈을 많이 꾼다는 것이다. 그래서 항상 피곤하고, 엄마는 딸의 고통을 달래주기 위해 잠 잘 자는 한약을 지어올 것이라고 했다. 들어보니 학생이 사는 원룸이 수맥이 아주 강한 곳이었다. 불면증은 주거지만 옮기면 바로 해결될 수 있는 문제였던 것이다. 수맥은 참으로 많은 문제를 일으키는데 어떤 종류의 수맥인가에 따라서 불면증이 생기거나 소화가 안 되거나 심장이 냉해지거나 한다. 이런 경우에도 불면증 낫게 하는 약에 먼저 의지하려고 할 것이 아니라 다른 원인이 있지 않나 생각해볼 일이다.

많은 사람들이 문제에 대한 원인을 찾기보다는 약에 의지하는 쉬운 해결책을 찾는 경향이 있다. 우리는 각자의 몸에 좀 더 관심을 기울여 몸에서 나는 소리를 들을 수 있어야 한다. 인체는 정말로 신비해서 스스로 치유할 수 있는 능력이 있다는 것은 누구나 알고 있을 것이다. 그런 몸에 애정을 기울여 관심을 기울여야 한다. 그런데 애정이 너무 과해서 몸을 위해 하는 운동이 그만 스트레스가 되는 경우를 보게 된다. 운동 중독이라고 하나. 지나친 운동으로 그만 활성산소가 과하게 분비되어 오히려 독이 되는 경우다. 그러나 필자가 말하는 애정과 집중은 몸이 하는 소리에 귀를 기울이자는 것이다. 피로회복제로 달래거나 약에 의존하거나 과도한 운동으로 몸을 혹사하는 것 자체가 문제라는 생각을 할 필요가 있다.

몸이 하는 소리를 듣는다는 것은 이런 이야기다. 예컨대 스트레스가 심해져 우울증으로 이어지면 뇌가 신호를 보낸다. 몹시 힘들어하는 것이다. 그러나 우리는 스트레스나 우울증 자체에 스스로를 가두고 뇌가 힘들어하는 소리를 못 듣고 못 느낀다. 그럴 때는 뇌에 필요한 단백질을 섭취해주어야 한다. 이럴 때 필요한 단백질은 쇠고기 안창살이나 살치 부위가 좋다. 뇌의 스트레스를 완화시키는 성분이 들어 있기 때문이다. 이 성분을 충분히 섭취하고 나면 고통이 완화되고 훨씬 편안해질 것이다. 물론 증상이 심하다면 주위에서 돌봐주어야 한다. 소화가 안 되면 우리는 곧장 위장만을 의심하는데 비장이나 췌장이 안 좋아도 소화가 안 되는 느낌이 든다. 물론 췌장이나 비장이 문제인 경우에 이상을 느끼기가 쉽지 않다. 특히 췌장은 일반인의 경우 이상을 감지하기가 거의 불가능하다. 그러나 몸에 애정을 가지고 자신의 몸 들여다보기를 지속적으로 하면 몸이 보내는 신호를 잡아내는 작업을 할 수 있으며 익숙해진다면 이는 얼마든지 가능한 일이다. 몸의 생체 리듬이 그런 증상을 파악할 수 있는 단계에 와 있기 때문이다. 물론 이 심화된 작업은 자신의 몸 들여다보기를 꾸준히 실천하고 첫째 중심축에 에너지가 저장되어 있어야 가능하다.

필자는 췌장이 약간 뜨끔거리거나 냉하다고 느껴지면 곧바로 양고기나 오랜 기간 숙성된 고다치즈를 찾아 섭취한다. 췌장이 보내는 피곤하다는 신호를 느끼기 때문이다. 양고기나 고다치즈로 영양을 보충해주면 췌장 부위가 따스해지면서 냉기와 뜨끔거림이 일시에 사라지는 것을 느끼게 된다. 특히 여성인 경우에 자궁 한쪽이 아파오거나 냉기가 느껴진다면 병원으로 달려가는 대신에 흑염소 고기를 섭취해보라고 권하고 싶다. 증세에 따라 달라지겠지만 충분하게 섭취하면 자궁 쪽의 느낌이 다를 것이다. 물론 음식 섭취 후에 그에 적합한 자기력을 받으면 효과는 극대화될 것이다. 이외에도 증세에 따른 여러 음식 처방을 설명하면 흔히 사람들은 그건 못 먹는다거나 서울에 그런 음식점이 없다면서 아예 시도조차 하지 않으려 하거나 아예 환약이나 파우치같이 간편한 방식으로 섭취하려고 한다. 하지만 이 경우 품질이 좋지 않은 꿀이나 다른 약재 등을 추가해서 오히려 역효과를 불러오는 경우를 여러 번 보았기 때문에 권장하지 않는다. 그렇게 편한 것만 좇는 사람들을 볼 때마다 필자는 자기 몸에 대한 고마움을 모르고 매정하게 대하는 사람들이라는 생각이 든다. 기계도 오래 쓰면 닳고 기능이 떨어져서 기름도 쳐주고 고쳐주는데 왜 자신의 몸에 정성을 들이지 않을까. 얼굴이나 몸매를 아름답게 가꾸는 일에는 시간과 돈을 아끼지 않으면서 왜 자신의 내부 장기들에는 그렇게 소홀한지 참으로 모를 일이다. 그러다가 도저히 손쓸 수 없는 지경에 이르러서야 후회하지만 때는 이미 늦었다. 자신의 몸이 힘들다고 비명을 질렀을 텐데 매정하게 뿌리쳐버린 결과를 받아들일 수밖에 없는 것이다.

자, 이제 애정과 관심을 몸 내부로 돌리라는 필자의 말을 이해하기 시작했을 것이다. 이것은 위파사나 수행법처럼 동작 하나하나에 관심을 두는 내부 관조가 아니며 내면으로 들어가 정신적인 망상에 몰입하는 것은 더더구나 아니다. 주인의 생명을 지켜주느라 맡은 바 역할에 충실하면서 항상 함께 하는 뇌를 비롯한 장기들에 좀 더 애정을 가지고 그들이 내는 소리에 귀 기울여 달라는 것이다. 적어도 몇 십 년을 일해왔을 심장이나 췌장을 비롯한 모든 장기들의 소리를 외면하지 말라는 의미이다. 이런 관심이 바로 내 몸의 리듬을 형성하는 첫걸음이 되어야 한다는 것이다. 몸에 이상 신호가 느껴지면 곧바로 자신을 들여다보는 습관을 가져야 한다. 우리 속담에 '서당 개 3년에 풍월을 읊는다'는 말이 있다. 몸에 배인 습관이 얼마나 중요한가를 잘 설명하는 구절이 아닐 수 없다. 자신의 몸을 들여다보는 습관을 들이란 말은 최소한 자신의 몸에 대해서는 의사 수준의 지식을 갖추라는 말이다. 이렇게 자신의 몸을 들여다보는 습관을 가지면 적어도 몸에 안 좋다는 것들을 피하기도 수월하다. 왜냐하면 불길한 느낌 때문에 주저하게 될 뿐만 아니라 적어도 나쁜 습관에 중독이 될 정도로 몰입하지는 않게 될 것이기 때문이다.

내 몸에 리듬 만들기의 첫 단계로서 자신의 몸에 애정과 관심을 기울이기로 결심했다면 하루 일과 중에 특정 시간을 자신만의 시간으로 만들어 아무런 접촉도 하지 말아야 한다. 예를 들자면 주부인 경우는 아무도 없는 오전의 어느 시간 그리고 직장인은 잠들기 전 어느 시간을 반드시 설정해두라는 것이다. 시간이 길 필요도 없다. 10분 정도면 충분하다. 10분간은 머릿속 잡념까지 철저히 몰아내고 온전히 자신만을 위한 시간으로 만들어야 한다. 그러고는 머릿속 뇌부터 살펴보기 시작한다. 그냥 뇌를 느껴보라는 의미다. 그리고 갑상선을 거쳐 심장으로, 이어 비장, 췌장, 허파, 간과 신장 그리고 소장, 대장을 거쳐 생식기로, 마지막으로 다리와 발까지 한번 쭉 느껴보라. 그것들이 내 눈앞에 놓여 있는 것처럼. 그럴 때 이 혼자만의 시간이 진정 자신과 대면할 수 있는 아주 소중한 시간이라는 사실을 서서히 느낄 것이다.

물론 처음에는 쉽지 않다. 아무것도 느낄 수가 없기 때문이다. 쓸데없는 망상이 자리 잡기도 할 것이다. 그러나 인내력과 결단력을 발휘해 이 10분 동안은 절대로 양보할 수 없다는 생각으로 오직 자신의 몸에만 집중하는 시간을 가져야 한다. 이때는 좌선이나 명상을 할 때 취하는 책상다리가 아니라 의자에 똑바로 앉거나 아니면 바닥에 앉을 경우 다리를 쭉 뻗고 앉는 자세를 취한다(236쪽, 238쪽 사진 참조). 그래야 온몸을 골고루 구석구석 느낄 수 있기 때문이다. 이렇게 하루 또 하루 매일 매일 자신을 들여다보는 행위가 지속되는 동안 서서히 자신의 몸에 대한 애정과 더불어 몸의 소중함과 자긍심이 고양되는 것을 느낄 수 있을 것이다. 이런 느낌이 쌓이고 쌓여 생체리듬으로까지 형성되면 우울증이나 자살 같은 고통스러운 정신 상태에는 결코 이르지 않게 된다. 왜냐하면 자신을 사랑하게 되기 때문이다. 자신을 사랑하지 않는 사람은 아무 일도 이루어낼 수가 없다. 세상에서 가장 소중한 것이 무엇인지 알고 느껴야 한다. 우울증이나 자살은 이미 자기 자신을 서서히 잃어가고 있기 때문에 일어나는 것이다. 자신을 사랑할 경우에는 절대로 자신을 잃어버리는 일은 일어나지 않는다. 자신을 사랑하라는 말을 지극히 이기적인 의미로 이해하고 행동하는 사람들을 종종 본다. 그런 '자기 사랑 방식'으로는 인간 인식 능력의 확장이라는 궁극의 목표에는 결코 도달할 수 없다. 자신의 몸을 돌보면서 생겨나는 자기 사랑이야말로 다른 사람도 사랑할 수 있는 이타심으로 발전하며 인간 역량의 정점에까지 이를 수가 있는 것이다.

그러고 보면 일정한 습관을 통해 몸에 생체 리듬감을 형성시키는 일은 일석이조가 아닐 수 없다. 몸뿐만 아니라 정신력에도 크게 도움이 되기 때문이다. 우리 인체에서 기능 이상을 가장 느끼기 어려운 곳이 췌장이라고 한다. 그래서 의학에서는 췌장에서 어떤 증상을 느낀다면 이미 늦은 경우라고 한다. 그러나 필자가 설명한 생체 리듬감이 몸에 형성된다면 췌장의 상태도 얼마든지 느낄 수 있다.

필자는 아침에 일어나서 양치하고 커피 물을 올려놓고 나면 의자에 앉아서 몸을 스크린하기 시작한다. 뇌로부터 시작해서 온몸을 한번 들여다보고 오늘 특히 먹어야 할 음식을 결정하게 된다. 이는 어느 부위가 약하게 느껴지는가에 따라 달라진다. 그리고 어딘가 많이 안 좋다고 느껴지면 그날은 반드시 시간을 내서 좋은 자기력이 있는 곳을 찾아간다. 물론 약한 장기에 적합한 좋은 음식을 섭취하고 간다. 돌아오는 길은 정말 룰루랄라 노래까지 나올 정도로 가뿐해지게 된다. 이와 같이 우리 몸에 나만의 생체 리듬감을 심어주는 일은 건강하게 장수하는 목적을 달성하는 데 무엇보다 중요하고 시급한 일이 아닐 수 없다.

이렇게 내 몸을 들여다보고 느끼고 듣고 이해하는 시간을 마련함으로써 생체 리듬 주기를 만들어놓으면 수준이 계속 높아져 나중에는 내 몸이 아닌 대상들도 알 수 있게 된다. 말하자면 저 대상이 내 몸에 좋은지 그렇지 않은지를 알 수 있게 된다는 것이다. 이쯤 되면 사람들은 초능력이라고 부르겠지만 결코 초능력이 아니다. 몸의 세 중심축의 에너지 저장으로 인해 고도의 인지 능력을 발휘할 수 있기 때문이다. 누구나 그럴 능력이 있는데 다만 계발이 안 되었을 뿐이다. 이를 위해서는 앞에서 항상 강조했듯이 첫째 중심축이 튼실해지도록 노력을 게을리해서는 안 된다.

음식 섭취 조절 방법

사람들은 그저 자신의 입맛에 따라서 먹거나 몸에 좋다는 소문을 듣고 과도하게 섭취하려고 하는 경향이 있다. 백수오 사건이 아주 좋은 예라고 할 수 있다. 사람들은 좋다는 식품이나 약은 오래오래 복용하려고 든다. 세상의 무엇이든 너무 오래 섭취해서 좋은 게 없다. 물론 자연에서 나온 탄수화물, 단백질, 비타민, 미네랄 등은 생명을 유지하는 데 꼭 필요한 성분이기 때문에 평생을 먹어야 하나 그것이 자연 상태이기 때문에 괜찮다는 것이다. 방송에서 비타민, 미네랄 종류를 한 움큼씩 매일 먹는다고 자랑하듯이 말하는 사람들을 종종 본다. 볼 때마다 마음이 불편하다. 가끔 해외 학자들이 부작용이 있다고 발표하는데 필자 소견으로는 아무리 좋은 약이나 식품도 장기 복용은 안 된다. 물론 필자도 몸에서 나오는 소리에 귀 기울이고 비타민이나 미네랄 부족이 문제라고 느끼면 잠깐씩 복용하기도 한다. 그러나 절대 오래 먹지는 않는다. 내 입맛 따라 혹은 소문 따라 먹는 음식이나 약은 자칫 무리가 될 수 있기 때문에 먼저 내 몸에 애정을 가지고 귀 기울여보라는 것이다.

대다수의 사람들은 면역력이 아주 약하다. 아프리카의 에볼라바이러스도 2003년에 세계를 휩쓸었던 사스도 그리고 메르스도 모두 면역력만 강하다면 걸리지 않는 질병들이다. 면역력은 우리 몸에 들어오는 모든 종류의 세균이나 바이러스로부터 우리를 지켜낼 수 있는 힘을 말한다. 꼭 이러한 전염병이 아니더라도 면역력이 약해지면 걸리는 대표적인 질병인 감기가 있고 대상포진도 있다. 어디 이뿐이랴. 우리 몸에 항상 잠복해 있는 발암 요인도 면역력이 약해지면 암으로 발전하게 마련이니 면역력이란 참으로 중요한 요소가 아닐 수 없다. 그러면 면역력이 강한지 그렇지 않은지를 어떻게 알 수 있을까. 아주 간단한 방법으로, 손발이 따스한가를 보면 알 수 있다. 몸의 첫째 중심축이 튼실하다면 손발은 자연히 따스하게 된다. 그만큼 몸의 에너지 순환이 원활해서 몸의 말단까지 영양이 고루 가고 있다는 의미가 되기 때문이다. 역으로 몸의 첫째 중심축이 약하다면 면역력에도 문제가 있다는 의미다.

그렇다면 면역력과 첫째 중심축에 좋은 음식은 무엇이 있을까. 앞에서 육류 이야기를 했는데 육류 외에도 봄철에 나는 나물들 가운데 좋은 것들이 너무나 많다. 사람들은 봄철에 나는 나물들을 말하라면 달래, 냉이, 쑥밖에는 모른다. 그런 나물류는 그야말로 제철에 나는 신선하고 비타민이 듬뿍 들어 있는 맛좋은 나물류이다. 그러나 필자가 말하는 나물은 면역력과 뇌에도 좋은 나물들이다. 엄나무순, 오가피순, 옻나무순, 가죽나무순, 방풍나무순, 눈개승마 등이다. 생소한 이름들일 텐데, 이런 나물류는 도시 시장에서는 보기 어렵기 때문이다. 시골 장터에 나오는데 거래 기간도 길어야 일주일 정도다. 순이 자라면 효능도 떨어지기 때문에 반드시 그때 구해 먹어야 한다. 이런 나물류는 마치 보약과 같은 성분을 지니고 있다. 지인이 강원도에서 여행 중이라고 해서 눈개승마라는 나물을 꼭 먹어보라고 권유했다. 일명 삼나물이라고도 하는 눈개승마는 강원도 특산물이다. 그런데 답이 없는 걸 보고는 허투루 듣고 넘겼음을 알 수 있었다.

이렇게 보약이 지천에 널려 있건만 사람들은 꼭 비싼 값을 지불하고 사야 보약인 줄 알고 있다. 참으로 안타깝기 그지없다. 그러고 보면 우리는 알지 못하기 때문에 꼭 해야 하는 일을 안 하고 꼭 섭취해야 하는 먹거리들을 놓치고 사는 게 아닐까. 꼭 해야 하는 일이란 내 몸에 새로운 생체 리듬을 만들어주는 일이며, 꼭 섭취해야 하는 먹거리들은 제철 나물이나 약재 등인데, 우리는 보약 아닌 보약들을 그냥 지나치고 있다. 필자는 해외에 갈 때도 반드시 그곳 특산물이 무엇인지를 살핀다. 말레이시아에 갔더니 커피가 있는데 성분이 특별했다. 통캇알리Tongkat Ali라는 특약작물인데 면역력에 아주 좋은 성분이 들어 있었다. 주민들에게 통캇알리를 사겠다고 했는데 현지 사람들은 온몸에 열이 나서 안 먹는다는 것이다. 하긴 무더운 말레이시아의 날씨에 열이 나는 걸 좋아할 리가 없다. 그러니 구하기가 하늘에서 별 따기처럼 어려웠다. 몇몇 사람을 통해 현지인과 연결되어야만 살 수가 있었다. 그런데 현지 한국인들 대부분이 일회용 믹스커피처럼 만들어진 통캇알리가 든 커피를 안 마시고 한국에서 믹스커피를 가져다가 먹고 있는 것이었다. 본인들 입맛에는 안 맞다면서. 우리는 이렇게 입맛에 맞는 먹거리들만 찾아왔다. 아마도 모르기 때문일 텐데 참으로 안타까운 일이 아닐 수 없다. 우리가 반드시 명심해야 할 것은 어느 연령대에 속하든지 인체의 면역력만은 반드시 갖추어놓아야 한다는 것이다. 질병 예방은 물론 노화 방지에도 가장 기본이 되는 것이기 때문이다. 이를 위해서는 첫째 중심축을 항상 튼실하게 유지해야만 한다.

노년에도 학계에서 업적을 내고 있는 지인을 보니 면역력이 형편없었다. 그래서 고단백 음식을 섭취할 것을 권유했더니 장조림을 열심히 먹는다고 한다. 여기서 말하는 면역력에 필요한 고단백 섭취는 밥 반찬 정도의 육류를 섭취하는 게 아니라 적어도 얼마 동안은 하루에 한 끼 정도는 육류 위주의 식사를 하는 것이다. 여기서 독자 여러분들에게 꼭 해주고 싶은 이야기가 있다. 유난히도 스트레스가 심하거나 정신적으로 매우 힘든 날이 있을 것이다. 그날은 입맛이 없더라도 반드시 고단백 음식을 섭취할 것을 권한다. 간단하게 삶은 계란을 충분히 먹어도 된다. 그렇게 하면 다음 날 훨씬 몸이 가벼워졌음을 느낄 수 있을 것이다. 매일 매일이 이런 스트레스의 연속이라면 어떨까. 그렇다면 당연하게도 매일 한 끼는 고단백 음식을 섭취해야 한다. 그런데 음식점에서 사먹는 짜고 맵고 기름기 많은 음식이 아니라 담백하게 삶아내거나 찐 육류를 섭취해야 한다. 이때 육류의 종류는 상관없다. 이럴 때는 되도록 식사 약속은 피하고 메추리알이나 계란을 김치와 같이 먹는 것이 훨씬 효과적일 수 있다. 회식을 하면 자연히 술을 곁들이는데 안 그래도 힘든 장기들에 알코올까지 과하게 들어간다면 몸의 마그네틱 채널이 비명을 내지를 수밖에 없다.

음식이야말로 우리의 건강과 노화 예방에 필수이다. 소위 카더라 통신에 입각한 무분별한 음식과 약재 섭취는 금물이다. 대신에 우리 몸 시스템을 새롭게 이해하고 이에 입각해 에너지를 축적하는 방식으로 건강을 관리해주어야 한다.

마음 작용 조절 방법

정의하기 가장 어려운 단어 가운데 하나가 마음이다. 마음은 '어디에 자리 잡고 있다'고 말할 수 없기 때문이리라. 분명히 내 것인데 이를 명확하게 설명할 수도 쉽게 제어할 수도 없다. 그래서 우리는 흔히 '내 마음 나도 몰라. 나도 어쩌지 못하겠어'라는 말을 쉽게 하곤 한다. 그렇다. 마음이란 우리가 살아가는 데 동원하는 모든 정신 영역을 관장하고 있다. 생각하고 인지하고 기억하며 감정이 일어나고 강한 의지가 생겨나고 상상력이 일어나는 등의 온갖 일이 마음이 없으면 불가능하다. 지능도 의식 작용도 마음과 연관돼 있다. 이런 마음의 작용은 국가 간에 참혹한 테러를 저지르는 일에 응용되기도 한다. 마치 사람의 마음을 리모콘으로 조종하듯이 움직여 양심의 지배에서 벗어나도록 함으로서 특수한 임무를 수행하게 한다. 즉 사람의 양심으로는 도저히 할 수 없는 일들을 할 수 있도록 국가 차원에서 요원을 길러낸다는 것이다. 이러한 영화 같은 일들은 미국이나 러시아의 KGB에서 실행하고 있는데 인터넷 검색을 해서 쉽게 알 수 있다.

얼마 전 한 방송사에서는 마음에 관한 프로그램을 연속 방송했는데 첫 방송분 제목이 '마음, 몸을 지배하다'였다. 정말 마음이 인간의 모든 정신 영역을 관장한다면 마음이 우리를 지배한다 해도 과언은 아니다. 그래서 마음 때문에 일어나는 질병도 헤아릴 수 없다. 병원에서 소화가 잘 안 되는 사람에게 흔히 '신경성 소화불량'이라는 진단을 내리는 경우가 많다. 이 병명은 마음이 불안해서 생기는 병이다. 신경성으로 일어나는 질병이 어디 소화불량뿐일까. 장의 문제로 인한 설사, 위의 문제로 인한 구토, 스트레스로 인한 두통과 우울증 그리고 불면증도 마음에서 생기는 경우가 허다하다. 이런 마음의 작용을 생각할 때 뇌와 신경계의 연계성을 살펴보지 않을 수 없을 것이다. 자연과학에서는 마음의 상태가 곧 뇌의 작용에 따른 것이라고 보고 있다. 100억 개의 신경세포를 가지고 있는 뇌에는 신경세포와, 신경세포들 간의 정보를 교환하게 하는 시냅스가 한데 뭉쳐져 있다고 한다. 그러니까 마음의 작용은 뇌의 전기신호가 오간 결과라는 것이다. 그래서 뇌를 통해 얼마든지 마음을 조절할 수 있다는 것을 동물 실험을 통해서도 알 수 있다. 예컨대 사람의 뇌에 칩을 꽂으면 그 사람의 마음을 조절할 수 있다는 것이다.

마음에 관한 연구는 동서양을 막론하고 철학, 과학, 종교 그리고 심리학 등 인문학 전반에 걸쳐 활발하게 진행되고 있다. 이 연구들의 바탕은 대략 세 가지로 분류될 수 있다. 첫째는 심리학적인 방법이다. 굳이 프로이트나 융 같은 대가의 이론을 들지 않더라도 심리학적 접근의 경우 항상 무의식 세계와 의식 세계를 서로 구분하고 무의식의 세계를 수정 보완해야 한다고 이야기한다. 수정 보완, 즉 치유하는 방식들이 다양하게 제시되고 있으며 이에 따라 여러 학파들로 나뉜다. 둘째는 불교철학적인 방법이 있다. 여기서는 서양 심리학의 무의식의 세계를 대신해서 제8식이라는 아라야식Alaya識을 내세운다. 이 제8식의 세계는 전생前生으로부터 온 의식이라 서양의 무의식과는 확연히 다르다. 즉 전생의 업業인 것이다. 심리학에서는 유아기를 비롯해서 성장과정에서 받았던 고통이 인격 형성에 지대한 영향을 주기 때문에 상담을 통한 치유가 기본 전제이지만, 불교철학에서는 무의식이 전생으로부터 비롯되었기 때문에 대화로 푸는 데 한계가 있을 수밖에 없다. 그러므로 자연히 수행이 강조될 수밖에 없게 된다. 그리하여 위파사나라는 남방불교의 수행법이 나왔으며 한국을 비롯한 동아시아 지역의 대승불교권에서는 마음 닦는 길로서 명상법, 즉 선법禪法이 발달하게 되었다. 마지막으로 과학적으로 마음을 훈련하는 방법이 있는데 그것은 미국이나 소련의 특수한 기관들에서 실행하고 있다. 즉 테러를 위해 다른 사람의 마음을 조종하는 기법이다.

그런데 마음 관련한 여러 이론들이 우리 삶에 얼마나 도움이 되느냐, 이것이 우리의 관심사다. 서양의 심리학에 바탕을 둔 방법은 반드시 상담이라는 과정을 거쳐야 하며, 불교적인 방법의 경우 전생의 업까지 풀어야 하니 치유의 길이 아주 길고도 멀다. 곧 종교적인 수행을 수반해야만 하는 것이다. 그래서 매주 혹은 연중 기간을 정해 집중 수행을 하면 일단은 마음이 편안해지고 정화되었다는 느낌이 드나 다시 일상으로 돌아오면 얼마 지나지 않아 다시 예전으로 돌아가 있는 자신을 발견하게 된다. 그렇다면 어떻게 마음에서 오는 질병, 그러니까 마음의 문제를 풀 수 있을 것인가. 바로 우리 몸의 세 중심축을 중심으로 생각해야 한다. 이 세 중심축을 잘 다스리면 마음의 문제 또한 풀리게 된다. 이 방법은 서양의 심리학처럼 상담이 필요한 것도 아니요 불교처럼 길고 긴 수행이 필요한 것도 아니다. 다음 예를 들어 설명해보겠다.

필자가 대학에서 한 기관의 수장이 되었을 때 일이다. 당연히 한 개인을 위해서가 아니라 대학의 입장에서 일 처리를 해야만 한다. 그런데 이에 반하는 문제가 생겼다. 누군가 대학보다는 자신의 이득을 위해 일을 처리해달라고 했다. 논리로는 그럴싸해 보였지만 누가 봐도 절대 승인해주어서는 안 되는 건이었다. 인맥을 동원해 밀어붙이는 그들의 행위를 제지해야 하므로 나는 그만 병이 났다. 스트레스가 너무 심해 밤에 잠을 이룰 수가 없었다. 혈압도 마구 올랐다. 도저히 내가 나를 제어할 수 없었다. 심장이 터질 것 같았다. 할 수 없이 병원의 문을 두드렸다. 병원 가는 일은 내가 스스로 건강을 책임지고 제어할 수 있었던 때 이래로 처음이었다. 그러니까 7년 만이었다. 의사는 체중을 묻고 살을 빼야 한다면서 구박 아닌 구박을 했다. 아마도 내 키에 58~59킬로그램이라면 비만에 해당하기 때문이리라. 러닝머신에서 뛰면서 하는 심장 검사며 피 검사까지 모든 검사가 끝나고 이제 진단받을 날이 되었다. 그동안 스스로 진단하고 나름의 대처를 하면서 지내왔기 때문에 건강검진을 한 번도 받은 적이 없었다. 객관적인 평가가 어떻게 나올까 몹시 궁금해졌다. 검진 결과지를 검토하던 의사는 나를 보고 대뜸 어떻게 건강관리를 해왔는지를 물었다. 콜레스테롤 수치 등 모든 것이 정상이며 혈관의 나이는 40대라고 했다. 검사 전에 몸무게를 빼야 한다고 구박했던 분이 맞나 싶었다. 그렇지만 여전히 잠을 못 이루었다. 내 평생 그렇게 심한 스트레스는 처음 경험했다. 할 수 없이 매일 퇴근 후 집 근처에 있는 아주 좋은 자기력을 받을 수 있는 장소를 찾아갔다. 물론 미리 적합한 음식을 섭취해두었다. 거기에서 강한 에너지를 머리에 받는 순간 머리가 시원해지며 온몸이 가볍고 가뿐해짐을 느낄 수 있었다. 그렇다. 마음의 문제를 푸는 열쇠도 세 중심축에 있었던 것이다. 심리학이나 동양철학에 기반한 방식으로는 해결이 아주 요원해질 문제들을 우주의 자기력으로부터 에너지를 받으면서 얼마든지 해결할 수 있다는 증거였다.

그 후로 필자는 마음에 어떤 문제가 생겨도 우주의 에너지를 충분히 받아 해소할 수 있음을 절감하고 필요할 때마다 자기력이 강한 곳으로 달려가 에너지를 충전받아 시름을 훌훌 떨쳐버릴 수 있었다. 여러분도 스트레스가 심할 때 필자가 3부에서 소개한 강한 자기력이 있는 곳을 찾아서 해소하기를 바란다. 이것이야말로 돈 들이지 않고 자연의 축복을 한껏 누리며 마음을 정화하는 방법인 것이다.

그러고 보면 우리가 직면하고 있는 많은 문제들을 해결하려 할 때 무엇보다 마음이 아니라 몸 자체를 주목해야 하지 않을까 한다. 우리의 몸을 잘 다스리면, 그러니까 몸의 세 중심축을 잘 다스려서 에너지를 축적시키면 마음의 문제 또한 순조롭게 해결할 수 있을 것이다. 이렇게 볼 때 우리 자신의 정신은 물론이고 몸이 얼마나 소중한지, 나아가 이 광활한 우주 자연이 얼마나 소중하고 고마운지 절감할 수밖에 없다. 필자는 지금도 일기를 쓰는데 글의 마무리 부분에서는 언제나 부모님에 대한 고마움을 표한다. 지금은 고인이 되셨지만 부모님이 이런 귀한 몸과 마음을 주셨으니 항상 감사하는 마음이 넘치기 때문이다. 이런 귀한 정신과 몸을 살아 있는 동안 100퍼센트 활용해야 하는데 보통은 그렇지 않다고 한다. 아인슈타인도 살아생전에 가진 능력의 아주 작은 부분만 발휘했다고 한다. 이 말은 역으로 우리 인간의 능력이 얼마나 무궁무진한가를 알 수 있는 대목이기도 하다.

이 책에서 필자가 체험에 바탕해서 서술해온 내용들은 모두 인간 능력 계발의 위대함을 입증하는 사례이다. 인간의 능력 계발을 위해서는 무엇보다 육체와 정신의 건강을 챙겨야 하며 이를 통해 노화에 대한 두려움 없이 건강한 삶을 누릴 수 있다. 얼마 전 인공지능 알파고와 이세돌의 바둑 대결로 세상이 떠들썩했다. 어쩌면 저렇게 인간이 생각해낼 수 없는 수를 펼쳐내는가 하고 전 세계가 감탄하며 놀라움을 금치 못하고 있다는 해설을 들으면서 필자는 그게 바로 인간의 한계라는 생각이 들었다. 인간도 알파고가 절대로 못 따라가는 엄청난 능력이 있지만 안타깝게도 사람들은 그것을 인정하려 들지 않기 때문이다. 자신에게도 잠재한 놀라운 능력을 계발할 생각은 하지도 못하고 아주 특별한 사람만 초능력을 발휘한다고 여기는 것이다. 참으로 안타깝고 애석한 일이다. 부디 이 책이 인간의 자긍심을 높이고, 건강한 노화를 누릴 수 있다는 자신감을 고양시키는 지침서가 되기를 간절히 바란다.

노화, 두려워할 필요는 없다

펴낸날   초판 1쇄 2016년 12월 25일

지은이   시디 김
펴낸이   김현태

펴낸곳   책세상
주소   서울시 종로구 경희궁길 33 내자빌딩 3층(우편번호 03176)

전화   02-704-1251(영업부), 02-3273-1333(편집부)
팩스   02-719-1258
이메일   bkworld11@gmail.com
홈페이지 www.bkworld.co.kr
등록   1975. 5. 21. 제1-517호

ISBN   979-11-5931-092-8 03510

이 도서의 국립중앙도서관 출판시도서목록(CIP)은 서지정보유통지원시스템 홈페이지
(http://seoji.nl.go.kr)와 국가자료공동목록시스템(http://www.nl.go.kr/kolisnet)에서
이용하실 수 있습니다.(CIP제어번호 : CIP2016030719)